在人生走到盡頭時，
我希望自己沒有浪費絲毫天賦。
可以站在上帝的面前謙卑地說：
「我善盡了自己的天賦！」
——《紐約時報》暢銷作家　爾瑪．邦貝克

活不過90，那是你的錯！

曾德方　編著

U0545322

關於本書

從健康長壽的角度，百歲老人可以作為普通人的榜樣。他們患有的慢性疾病往往比較少，並能在90多歲時保持獨立的日常生活。雖然基因對長壽很大影響，但可糾正的因素對健康長壽的貢獻也占60％以上。

那麼，具體哪些因素有助於活到100歲呢？為了找出答案，澳洲雪梨新南威爾斯大學的兩位教授（Zhaoli Dai-Keller、Perminder Sachdev）研究調查了全球百歲老人和接近百歲老人（95～99歲）的生活方式和健康習慣。

以下是兩位教授發現的有助於達到超級長壽的四個關鍵因素。

一、多樣化飲食，控制鹽攝入

百歲老人和接近百歲的老人通常具有均衡和多樣化的飲食。他們平均從碳水化合物中攝取57％到65％的能量，從蛋白質中攝取12％到32％，從脂肪中攝取27％到

31%。他們的飲食包括主食（如大米和小麥）、水果、蔬菜和富含蛋白質的食物，如家禽、魚、豆類，以及適量的紅肉（紅肉指豬、牛、羊等畜類的肉）。

這種飲食模式與地中海飲食相似，與身體功能損傷和死亡風險降低有關。大多數百歲老人也偏好低鹽飲食。他們平均每日鈉攝入量，發現為1.6克，但這恰好處於世界衛生組織建議的每日鈉攝入量少於2克（相當於約5克鹽）範圍內。傳統的日本沖繩飲食，作為沖繩島上百歲老人的飲食模式而聞名，估計大約只含有1.1克鈉。

調查發現，偏好鹹食或額外加鹽的人，身體功能損傷的風險是不愛鹽者的3.6倍。根據這些發現，我們建議飲食中應包括大量全穀物、根莖類蔬菜、豆類、水果和蔬菜，減少紅肉，選擇禽類（雞、鴨、鵝等等）、魚類的瘦肉以及植物性蛋白，並監控食物中的鹽分。

二、少用不必要的藥物

百歲老人並非沒有慢性病，但得這些病通常比一般成年人晚得多。我們分析的老人中有超過一半患有高血壓、癡呆或認知障礙等常見問題。

調查發現老人平均服用4.6種藥物。最常用的藥物包括降血壓藥物和心臟病藥物。這與西班牙一項大型健康登記研究的結果相似，該研究發現百歲老人平均服用4.9種藥物。而該研究中沒有活到百歲的人平均服用6.7種藥物。

很多老年人同時服用5種或5種以上的藥物。不當的多藥治療與跌倒、認知障礙，以及因有害藥物相互作用而住院的風險增加，也和服太多藥物有關。雖然患者可能無法控制藥物的種類或數量，但醫生應注意只在必要時開具藥物處方，把獲益和風險向患者充分告知，並定期審查治療方案，這幾點非常重要。

三、良好的睡眠

睡眠品質和時間長度影響免疫系統、壓力相關激素和心血管代謝疾病，如肥胖、高血壓和糖尿病。良好的睡眠與延長健康壽命和降低慢性病風險有關。

最佳睡眠時間為每晚七到八小時。改善睡眠的技巧包括：保持規律的睡眠習慣、創造寧靜的環境、經常鍛鍊，以及管理壓力。

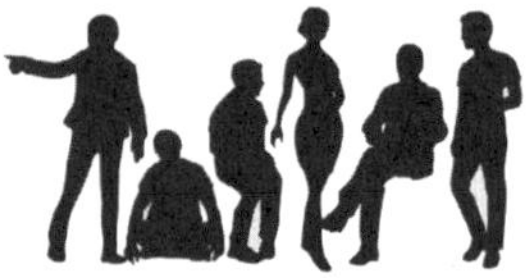

四、生活環境

調查發現百歲老人和接近百歲老人中有超過75％大都住在農村地區。全球百歲老人比例較高的地區有沖繩、義大利薩丁島、哥斯大黎加的尼科亞半島和希臘的伊卡里亞島等。

這可能部分與自然和健康幸福之間的關係有關。例如，接觸綠地與壓力、抑鬱、高血壓、第二型糖尿病和心臟病的減少有關，而只要減少這些問題就有可能延長預期壽命。

研究還表明，戒煙、戒酒或是限酒、保持體力活動和維持社交聯繫，都非常有助於提高活到100歲的機會。當然，按照本文的建議下決心去改善生活方式，越早採取良好的生活方式，養成健康的生活習慣，並長期地保持下去，就越有可能和目標100歲展開賽跑！

序　文——哈佛大學對90歲以上的人的研究

一個人想要健康長壽，活到90歲以上，是很多人的夢想。

如果你也想揭開長壽的秘密，為自己的生活尋找指引，那麼現在和你分享一個重要的研究發現——來自美國頂級學府哈佛大學的一項關於長壽研究結果。通過這項對長壽老人共性的研究分析，哈佛專家發現，能夠活過90歲的長壽老人，都具備了哪些非同尋常的特徵呢？這五個長生的關鍵要素又分別是什麼呢？

到了二〇二四年，全球高齡人口已經達到8億人左右，人類的生存現狀隨著社會的發展和醫療技術的進步發生了巨大的變化。日本、義大利、希臘、葡萄牙、芬蘭等國家老年人口佔比較高，其中日本的老年人口佔總人口的29.3%，是老年人口最多的國家。

預計到二〇五〇年，全球高齡人口將增加到22億人，佔全球總人口的16%強。在這樣的背景下，人們開始越來越關注如何健康長壽。

據哈佛大學的調查發現，能夠活過90歲的人身上一定有「五個特徵」——

一、保持積極樂觀的心態

面對生活中的種種不如意和挫折，長壽老人不會輕易抱怨或陷入消極，而是能保持一顆感恩和豁達的心。臨到生命終點，他們依然能活在當下，感受生活的美好，並對來日充滿期待。

這正如美國長壽村萊克星敦105歲的馬克所說：「每當不開心的時候，我就對自己說，明天太陽依然會升起。」這種積極向上的心態支撐著長壽老人度過一個又一個難關，是他們漫長生命的重要精神動力。哥倫比亞大學的研究也證實，樂觀人士比悲觀人士平均壽命長7～10年。

二、養成經常活動的習慣

研究表明，經常參與中等強度的體育活動，是延長壽命的重要方式之一。

像長壽村薩德伯里的傑克遜女士，雖然已經102歲高齡，但她每天仍堅持著半小時的走路散步。

許多長壽老人也有固定做簡單運動或太極拳的晨操習慣。體育鍛鍊之所以能延長壽命，其中一個重要原因是它能增強心血管功能，提高身體各系統的工作效率，延緩衰老進程。定期活動也能減少多種疾病風險，說明身體保持年輕的狀態。

此外，體育活動本身也給人帶來正能量和快樂。運動可以提升腦內啡的分泌，讓人產生正向情緒。這種體驗的愉悅感，也是長壽老人每天堅持活動的動力來源。

三、注意合理膳食結構

飲食對健康和長壽也起著舉足輕重的作用。長壽老人的第三個共同特徵，就是他們都非常注重飲食的規律性和合理性。

長壽老人會注意膳食結構的均衡，確保食物來源廣泛，營養全面。他們的餐桌上既有適量的優質蛋白質——魚、瘦肉、奶製品，也有足夠的蔬菜水果。這種營養均衡的飲食，能提供身體所需的各種營養素。

長壽老人也注重飲食量的適中。過多的熱量攝入會增加各種疾病風險。長壽老

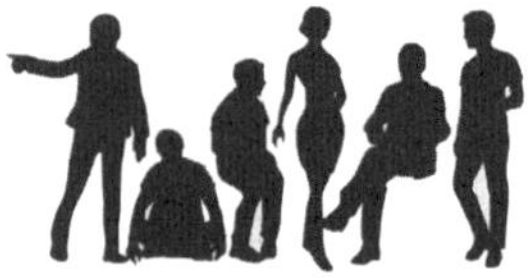

人通常會採取「八分飽」的進食原則，避免過飽。另外，定時定量的飲食也是長壽的一個重要習慣。他們會保持較固定的三餐時間，而不隨意進食或暴飲暴食。

這些飲食習慣為長壽老人提供了健康所需的營養，也減少了體重問題和疾病風險。良好的飲食結構和規律，是長生第三個不可或缺的關鍵。

四、保持社交圈子的活躍

除了身體健康，社交活躍也是長壽老人的一個顯著特徵。良好的人際關係網路和社交生活，是他們精神永駐的重要支柱。

參與社交活動可以降低老年人的離世風險，並增加生命滿意感。長壽老人會積極爭取社交機會，參加聚會、活動，通過朋友圈子獲取支持和快樂。社交不僅滿足了人的群體歸屬需求，也提供了生活的意義和激情。

因此，我們平時也應該積極參與社交，通過人際網路獲得精神資源。可以嘗試參加一些興趣文康活動、俱樂部，結識更多朋友。另外，也要重視家人朋友，經常與他們聯繫。充實的社交生活，是健康和快樂的重要源泉。

五、學習新事物：保持對新事物的好奇心

除了身體和社交，長壽老人的另一個獨特之處，就是他們天然的好奇心和對新事物的渴望。這也成為他們活到老學到老的重要動力。

保持學習可以提高認知能力，延緩腦力衰退。長壽老人通常都有持續學習的習慣，比如學習新技能、讀書、玩遊戲等，這幫助他們的大腦保持活力。

同時，對新事物的熱情也讓長壽老人擁有青春般的心態。好奇心可以讓他們不會隨著年齡而停留在過去，反而會讓他們充滿期待地看向未來。這種求知欲和探索精神，支撐他們活力十足。

通過以上哈佛大學的五項研究，我們可以更好地瞭解長壽老人的共性，在生活中注意培養這五個積極的生活方式——努力保持積極心態，鍛鍊身體，注意飲食，豐富社交生活，並保持學習熱情——這些都將會成為我們創造健康長壽生活的關鍵！

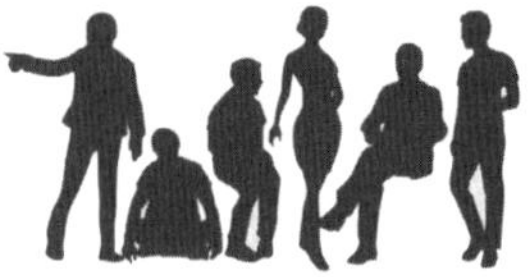

目錄

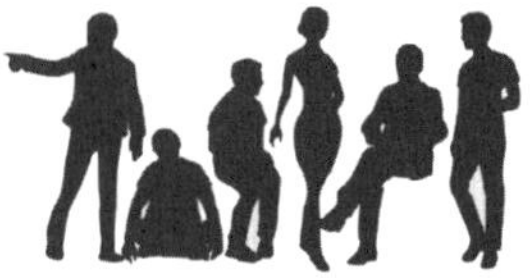

第六章

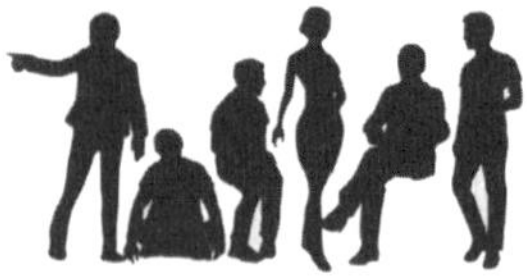

第七章　擁有多方面愛好的人最不容易老／183

第一章

除了意外，活不過90，那是你的錯！

T・柯林・坎貝爾（T. Colin Campbell），是美國康乃爾大學終身教授、曾任美國食物與藥物管理局中一個科學家委員會的主席、美國營養科學學會會員、美國癌症研究所高級科學顧問和主要負責人。他被譽為「世界營養學界的愛因斯坦」。

「死亡，是食物造成的！」柯林・坎貝爾博士如是說。

所有的健康問題都與三件事情有關：早餐、午餐和晚餐。如果你想活得健康，請立刻身體力行，改變你的飲食吧！

這是他歷時40餘年的研究，堪稱是史上最完整的調查，震撼了全球66億人口的健康大發現！

1・死亡，是食物造成的——越營養、越危險！

以下是你可能還不知道的真相：

（1）以肉食為主的美國男性，死於心臟病的比例是以植物類食材為主食的亞洲男性的17倍！

（2）攝取最多牛乳和乳製品的國家，骨折率最高，骨骼也最差。

（3）罹患肝癌的孩子，大都來自吃得最好的家庭。

（4）只要改變飲食習慣，不吃動物性蛋白質（即改吃植物性蛋白質，如豆類、穀類、燕麥、堅果以及菠菜、高麗菜、花椰菜等甘藍類蔬菜），腎結石復發的病患就能不藥而癒。

（5）有些醫師決定如何進行治療的考慮要點，通常是基於金錢，而不是健康。（注意！我是說「有些」醫生！）

（6）根據研究的統計，飲食中飽和脂肪含量較高的初期多發性硬化症病患，有80％會死亡。

（7）造成第一型糖尿病（胰島素依賴型、亦稱幼年型）的最大禍首，可能就是牛奶蛋白質。

（8）有的醫生讓病人吃了許多苦，花了很多冤枉錢，甚至快要死掉，但其實只要吃燕麥片等普通食品就可以好了！

（9）很多的醫師會動手術和開藥方，可是卻不懂營養，因為他們根本沒受過營養學的訓練。

（10）沒有任何手術或藥丸，可以有效預防或治療任何慢性疾病。

——因為「死亡，是食物造成的！」柯林·坎貝爾博士如是說。

如果你想活得健康，請你立刻身體力行，改變你的飲食吧！

2·許多人不是死於疾病，而是死於無知！

按照自然規律，人類的壽命可以達到120歲左右，而動脈硬化自60歲才開始。可是目前，許多人在30多歲就擁有動脈硬化、40多歲冠心病、50多歲腦中風，60歲以上五種慢性病纏身……如此，透支健康、提前患病、過早死亡就成為我們目前常見的現象了。

前世界衛生組織總幹事中島宏博士斷言：「許多人不是死於疾病，而是死於無知，死於自己不健康的生活方式。」

研究顯示，心腦血管和癌症病人中，生活方式因素佔比高達80％。

但是，不良生活方式何以會致癌呢？原因在於，每個人身上都有原癌基因，也有抗癌基因，一般情況下處於封存不動狀態。如果不良生活方式和生活行為，像高脂飲食、抽煙、酗酒、缺乏運動、經常熬夜、精神緊張等，激活了原癌基因或損失了抗癌基因，就會拉響人體的癌症「警報」。

因此，在生活富裕了的今天，我們必須改變不良的生活習慣，樹立科學的生活方式。合理膳食、適量運動、戒煙限酒、心理平衡——遵照這四大健康基石，根據世界衛生組織的統計數據，疾病可以減少一半，壽命有望延長10年，中年人的死亡率就會下降55％左右。

因此，你如果沒有健康，就無法過上小康的日子，不得不慎！

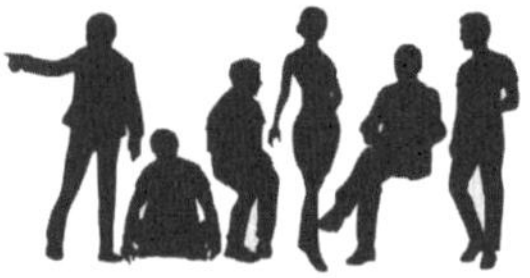

3．除了意外，活不過90，那是你的錯！

如前所述，長壽祕訣為：多喝白開水，飲食八分飽，日行一萬步。「只要你遵守四句老話——戒煙限酒，合理膳食，有氧運動，心態平衡——就可輕輕鬆鬆活到九十歲了。因此，活不過90歲，那就是你的錯！」

大陸首席心血管病專家、北大人民醫院心血管研究所所長胡大一教授曾經講了這樣一件事，他說：

30幾年前，我接待了一個來訪的美國醫學代表團，住在當時非常高檔的燕京飯店。代表團的一位負責人早上拉開窗簾，看到長安街上的自行車流非常壯觀，感慨地說：「中國人很健康！」

三十年後，還是這位負責人，又一次來到北京，住在更加豪華的飯店。他早上推開窗戶，只見長安街上高樓林立，富麗堂皇，車流滾滾，但這個「車」

己由自行車變成了小汽車，他長嘆一聲：「中國人得病了！」

胡大一認為走路是運動的最好方式，簡單經濟、安全有效，對老年人關節、肌肉、韌帶損害很小，對心臟負擔相對較小。

除此之外，平時可練練小啞鈴、橡皮帶等。鍛鍊身體的靈活性可選擇太極拳及瑜伽。另外，慢跑、唱卡拉OK、跳交際舞、打乒乓球等都適合中高齡的人。總之，「要活就要動」這句話是永遠不變的道理。

4・健康就是一種習慣

保持健康的生活方式，說起來容易做起來難。有人「無知無畏」，生於無知，死於無知，一場大病，甚至連醫院沒進就身亡了；還有人「有知不為」，有健康知識，但知易信難行更難。比如知道抽煙有害，但不相信害處那麼大，所以對戒煙都很隨性，而且毫不在意，「戒煙有什麼難，我都戒了一千次了。」更多的人則是「有知難為」，在他們眼裡，「吃得要少要糙，走路要多要快」，健康生活方式「很重要，很困難，很痛苦」。

其實，健康就是一種習慣。最容易的鍛鍊就是——走路。

一些發達國家也異曲同工地提出「非運動活動」，就是說，不必刻意追求到健身場所、使用專業器械進行運動，而是把運動貫穿在普通生活中。比如，每天擦擦地板、洗洗車子、陪孩子玩半個鐘頭、騎騎自行車、上下樓梯走路等，都對身體健康有好處。

「20歲養成好習慣，40歲指標都正常，60歲沒有病，健健康康地從職場退休，80歲以前不衰老，輕輕鬆鬆活到100歲。」只要行動起來，夢想就能實現。願每個人都能成為健康生活方式的踐行者和受益者！

一、日行一萬步

運動的好處人人皆知，關鍵是很多人既沒有落實，也不能堅持。

「我不是很閒的人。」胡大一教授說，開會時間，如果離會議樓不遠，他一定會走著去；會間茶歇他會起來走動；在候機廳候機時他會不停地走；出行他盡可能乘地鐵、搭公車；上樓的時候，別人乘電梯，他會走樓梯……「我帶計步器鍛鍊11年了，每天走1萬步。」——這也可以因人而異，有人是每天走六千或八千的路，或上下二百層樓梯等等。

二、飯吃八分飽，要有適度饑餓感

三餐飲食控制八分飽，合理搭配不過分。食鹽量每天不超過5克，特別是口味重的人，更要減鹽；少吃或不吃超市裡賣的熱食，吃泡麵、速食麵的調料包只用二分之一就足夠了，以免熱量、鹽等攝入超量；減少膳食脂肪，多吃蔬菜水果、五穀雜糧；適度吃瘦肉，或雞鴨及魚肉；海鮮適度；雞蛋每天1個，如果膽固醇高或有冠心病，就每星期吃4～5個。如果到了中午或下午四、五點鐘，你感覺到有點餓，說明這一天的食量是合適的。

三、喝酒有度，超量反而不美

吸煙不光是嗜好，更是一種疾病。煙草中的尼古丁是毒品，其成癮性與某類毒品相似。戒煙是降低心血管病風險最經濟的方式，可降低36%的死亡率，酒倒是可以喝一點。有些報導說，適當喝酒可以保護心臟，其實這沒有確切的科學依據，有人說喝酒可以升高體內的好膽固醇，其實走30分鐘的路或做點運動就可實現，如果你不喜歡喝酒就不要主動去喝。對喜歡喝酒的人來說，男性每天50cc高度酒（如高粱酒），100cc紅、白葡萄酒，300cc的啤酒（等於一小罐330cc），三選一是可以的。女性減半，孕婦則不能喝酒。

四、淡泊名利，多交朋友，務實態度，善待自己

人生不如意十之八九，要常想「一二」而不思「八九」。以往的社會說人生七十古來稀，但現在活到八、九十歲已是常態，我們應該有這樣一個人生目標：「不過99，輕易不能走，讓我們朝著100歲邁進！」在生活中尋求價值，認識人生真義，

才算是沒有白白走一趟的不虛此生。

5．美國對壽命研究的重大發現：只要做對一件事就能延壽

最近，美國國立衰老研究所（NIA）科學家茱莉．馬蒂森及其同事對多項研究結果綜合分析認為，只需降低進食量，就能延年益壽。

美國塔夫茲大學營養專家蘇珊．羅伯茲及其研究小組對218名年齡21～50歲的參試者研究發現，食物攝入量減少25％的人，血液中好膽固醇明顯升高，腫瘤壞死因子（TNFs）減少25％，胰島素抵抗降低40％，整體血壓也明顯更低。

簡單地說，這項研究表明，只需少吃一點，不僅壽命輕鬆延長20歲，而且還沒有衰老的痕跡。

一、飯量減三分之一，可以這麼做

有人會說，如果連吃飯都不能盡興，生活還有什麼樂趣呢？其實不然，能夠克制自己的口腹之欲，活得健康，才會有更長久更持續的樂趣。

飯量減三分之一，怎麼個減法呢？不是說讓大家不吃，而是七分飽。一般來說這種感覺就是「七分飽」：覺得胃裡還沒有裝滿，但可吃可不吃。當然，依靠感覺判斷的前提是：不要吃太快！

人們摸索自己七分飽的飯量，需要一個不斷感受和調整的過程。有一個標準需要牢記，那就是如果吃飯時間相對規律、固定，這頓吃了七分飽，第二餐之前是不會提前饑餓的。

（1）飯前喝湯

飯前喝湯，有助於減少食欲，因為湯到胃裡後，食欲中樞興奮性會下降，飯量就會自動減少三分之一，使飽腹感提前出現。

（2）細嚼慢嚥

即吃飯一定要慢。胃向大腦傳達飽脹信息需要二、三十分鐘時間，因此，吃得慢些意味著大腦意識到吃飽時，你所攝入的食物將比平時少。

（3）吃完應該馬上離桌

有的人吃得差不多了，坐在那裡還不走，看著桌子上的食物又控制不住，就又吃了，這樣肯定在無意識之下就會多吃了。

（4）不要怕剩菜剩飯浪費

有的人已經吃七八分飽了，可看到那麼好的飯菜剩下太浪費了，就又拿起筷子想把它「打掃乾淨」。豈不知，這一打掃肯定就吃得太飽了。

（5）多選擇含纖維和水分較多的食物

蔬菜、水果、全穀食物和湯，這些食物可讓人填飽肚子，因為它們佔用了更多的胃部空間。

避免食用大量低熱量的零嘴食物，如洋芋片、薯條之類或餅乾類，這些食物容易吃得過多，而你卻不會感覺到飽。

通過長期的減量，可以讓人的心血管、肝腎、免疫力系統走出誤區，進入良性循環，最終達到長壽之路。

二、八大黃金吃飯法則

（1）兩餐間隔4至6小時

吃飯對於時間的把握很重要，如果兩餐間隔時間太短，剛吃完上一頓還沒來得及消化就又要吃下一頓，這會影響腸胃和消化，最佳間隔時間是4～6個小時，這恰好是混合食物在胃裡面停留的時間。

（2）不要狼吞虎嚥

一般早餐所用時間以15～20分鐘為宜，午、晚餐以30分鐘左右為宜。

（3）每天盡量吃12種以上食物

食物多樣是平衡膳食模式的基本原則。每天的膳食應包括穀薯類、蔬菜水果、畜禽魚蛋奶、大豆堅果等食物。平均每天盡量吃12種以上的食物，每個禮拜至少25種以上。

（4）喝湯也要吃肉

對於煲湯，很多人會說，營養全在湯裡了，其實無論雞湯、肉湯還是魚湯，湯的蛋白質含量遠不及裡面的肉，要想營養均衡，喝湯也要吃肉。

（5）食物輪流交替

在選擇食物時，同類型的食物可以在一段時間內換換，比如，你今天吃米飯，明天可以吃麵條，而後天又可以吃小米粥、全麥饅頭等。再比如豬肉、雞肉、鴨肉、牛肉等可以互換；魚、蝦、蟹等可以互換；牛奶、優酪乳、乳酪等可以互換，盡量在一段時間裡保證品種更換、多種多樣。

（6）吃飯不要趁熱吃

食道適宜的進食溫度是10°C～40°C，耐受高溫不超過60°C，一旦食物溫度超過65°C便足以燙傷食道黏膜，時間久了，便會誘發食道病變。所以，熱食、開水等食物，應該放置幾分鐘，等溫度降到60°C以下再吃。

（7）飯後甜點要少吃

不少人習慣飯後吃甜點，但甜點熱量高，會額外增加能量攝入，容易肥胖，不利於自身健康。

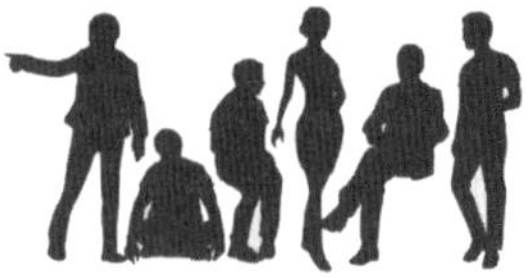

（8）飯後先休息半小時

很多人喜歡飯後立刻去散步、運動等，其實很多事情並不適合在吃完飯後立即就做，包括吸煙、洗澡、運動、喝濃茶和開車等。飯後半小時內，還是以休息為主，我們可以做一些小幅度的運動，比如擦桌子、洗碗、洗廚具、掃地等。

三、吃太飽會惹出多種病

吃得少一點，就能獲得長壽與健康，科學家已經花了數十年時間研究得出了結論，咱們不妨再看一下吃太飽會引起什麼樣的嚴重後果。

（1）吃太飽容易惹來癌

當人體攝入的蛋白質或者脂肪過量，會給消化系統帶來負擔，而不能被很好消化的食物會長時間地滯留腸道中，很容易產生一些毒素甚至是致癌的物質，另外吃得太飽會造成抑制細胞癌化因子的活動能力降低，增加患癌概率。

（2）吃太飽容易早衰

吃進去的食物在體內經消化代謝、氧化產生能量，但機體氧化反應中還會產生有害化合物——自由基，它能導致細胞損傷、動脈血管硬化，從而引發疾病、衰老，甚至死亡。

人體攝入的能量越多，產生的自由基就越多，人體老化的程度就越快，相反，少吃可以減少自由基的產生，從而延緩衰老。

（3）吃太飽容易老年癡呆

吃太多，大腦中會大量產生一種叫做「纖維芽細胞」的生子因子，它會使脂肪細胞和毛細血管內皮細胞增大，促使腦動脈硬化、腦皮質血養供應不足、腦緩慢萎縮以及腦功能退化，最終會導致癡呆，從而縮短人的壽命。

日本有關專家還發現，大約有30％～40％的老年癡呆病人，在青壯年時期都有長期飽食的習慣。

（4）吃太飽容易傷胃傷腸

如果胃始終處於飽脹狀態，胃黏膜就不易得到修復的機會，胃大量分泌胃液，會破壞胃黏膜，屏障，產生胃部炎症出現消化不良症狀，長期以往，還可能發生胃糜爛、胃潰瘍等疾病，還會因為脂肪堵塞在腸道裡，會造成腸道阻塞，大便黑色、帶血。

（5）吃太飽容易傷腎傷骨

飲食過量會傷害人的泌尿系統，因為過多的非蛋白氮要從腎臟排出，勢必加重腎臟的負擔。還易使骨骼過分脫鈣，患骨質疏鬆的概率會大大提高。

（6）吃太飽容易引發肥胖

現代人常吃的高脂肪高蛋白的食物，消化起來更加困難，多餘的「營養物質」堆積在體內，其後果就是肥胖和一系列富貴病。

經由無數科學研究證實，肥胖會帶來包括心血管疾病、高血壓、糖尿病、脂肪肝、動脈硬化、膽囊炎等，再加上由此帶來的併發症，可能達到上百種，非常可怕。科學家花了幾十年時間，用數據證明了這一點：飯量減三分之一，多活20年。

道理簡單，效果不俗！

第二章

為何日本人這麼長壽？

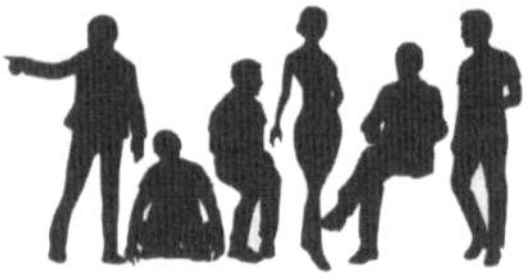

日本人的平均壽命連續20多年位居世界第一。有資料顯示，在55～64歲的男性中，日本人冠心病死亡率還不到美國人的十分之一。為何日本人這麼長壽？真相有十條，看了讓人不得不服。生老病死是人之常情，有些人英年早逝，有些人卻可以活得很長壽。不考慮意外情況的話，到底怎麼活，才能穩穩當當長壽？近期，世界衛生組織發布了最新報告《世界衛生統計二〇二三年》。在這份報告中，最受關注的莫過於各國的「長壽排行榜」——平均預期壽命指標。

在世界各國平均預期的年度壽命排行榜中，毫不意外的，日本又是蟬聯第一、奪取冠軍的寶座（日本人的壽命，已連續二十多年位居世界第一了）女性平均87.14歲，男性平均81.09歲；平均年齡為84.8歲。而臺灣在二〇二三年，男性平均80.23歲，女性83.74歲；平均為80.23歲，在全球排名約30～50名之間。

在日本，持有《國民健康手冊》的人，都可以享受醫療保險，幾乎所有項目只需自費30％左右，其他部分則由國家承擔。這也方便了日本人就醫，讓日本老人更長壽更健康。

長壽最大的「敵人」：慢性疾病——影響壽命的因素有很多，其中最大的威脅就是慢性病。換一句說想要活得久，就得避免慢性病上身或是想辦法與它共存！

1・日本的老人活出了自我與尊嚴

在日本行走，你會發現日本的服務行業中，如計程車司機、旅遊巴士司機、車掌解說員、酒店服務生、超市收銀員、學校和企業保安、郵政遞送……等等都活躍著老人的身影。難道說，日本社會高齡化已經如此嚴重了嗎？

二〇一三年，當日本著名動畫導演宮崎駿在第70屆威尼斯國際電影節上提出隱退時，日本電影評論家秋山登還在報紙上說：「72歲退休太年輕了吧。世界上也有年過一百的電影導演啊！電影界也有很多說過退休又拍電影的人。因此，今後還想要看到你繼續拍電影。」

二〇一六年，宮崎駿果然就復出了，這時他已經75歲了。

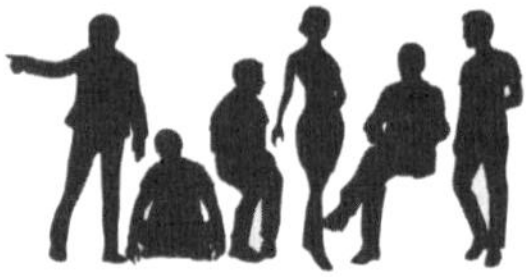

日本「50代」（指50歲～59歲的這個世代）的老人，掌握了七成以上的國民存款額，日本政府規定60歲可以退休，65歲開始領取養老金，但很多人卻踐行著「退而不休」。他們堅守在超市收銀員、計程車司機、便利店服務員、機場引導員等各種工作中。明明有退休金可以領，為什麼日本人還要拼命工作呢？僅僅是因為人口老齡化嗎？

一、不工作、會變老

「一生懸命」這個詞有日本人全部的人生價值。

日語中「一生」寫作「一所」，原意是一塊領地。「一生懸命」就是鎌倉時代武士不惜用生命來保衛祖傳的領地，到了現代，這樣的精神演化成：在自己的職位上，花費畢生精力，拼命地努力。

在東亞儒學文化圈中，勤奮與自我奉獻，一直都被當作人人追求的人生哲學。在日本，一個人說自己「辛苦」，包含了一種複雜的情感，越辛苦越自豪，越辛苦越能體現價值。「勤」是一種至高無上的讚譽。

二、「不工作，會變老。」是日本人信奉的生存法則。

正是因為持有這種生活態度，日本人不願意放棄工作，他們的理由是「我還能做，而且我還想做。」

——他們希望自己老了，也能「活出自我、活出尊嚴」。

為什麼這些日本老年人可以活得如此灑脫與自由，還是思想觀念上的不同。

事實上，日本的高齡者仍然很喜歡研究與學習各種工藝以及像是插花、舞蹈、外語或是電腦等等新知。

三、不給他人添麻煩

不給別人添麻煩——這一信條已經深入日本人的骨髓，即使是自己的孩子。

一般而言，日本的老人很少會和孩子住在一起。所以爺爺奶奶帶小朋友的情況也很少，幾乎沒有。孩子工作已經很辛苦，不花孩子的錢，不讓他們照顧自己，不給孩子們添麻煩，日本老人就是這麼踐行的。

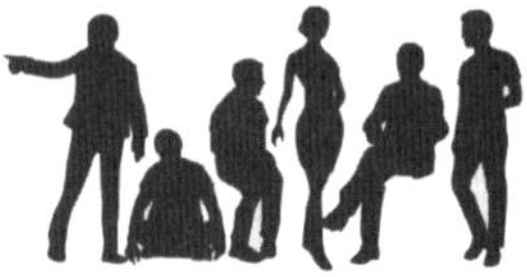

四、集體主義觀念

「在日本人眼裡，成功與失敗都是集體的事，這個集體的每一員不論其工作表現如何，都必須與整個集體同甘共苦。」整個社會成員都在努力工作的情況下，自己如果天天在家曬太陽，可能就會有一種被社會拋棄的感覺了。

日本社會認同一條不成文的潛規則：追求一致，不提倡個性，不標榜性格，誰也不希望自己成為「奇怪的人」。

在社會制度、觀念和自身實力的多重作用下，日本的老人可謂是非常不服老了。他們往往在和年輕人聊天時會拍著胸脯自豪地道：「我可沒有老，我現在依然有能力工作，有能力養活自己！甚至比你們年輕人做得還要好！」

老人們不僅經驗豐富，重要的是服務態度好，工作認真負責，敬業精神極強，從這些老人的表情和言行，你看到的是滿足、熱情和自信，看不到自卑和愁苦，他們用自己的辛勤勞動、工作態度和服務水平贏得了服務對象的尊重。

誰又能說這樣的社會沒有活力了呢？

五、養老院服務的完善

另外，對很多人來說，父母進養老院是不孝的表現，但在日本老人眼裡養老院卻是個很好的享受晚年生活的地方。日本的養老院分私立和公立。私立養老院根據設施的不同，居住的環境及條件也各不相同。

此外，入住的老人的身體狀況從生活自立到需要高度護理，也是各自有不同的需求。私立養老院本著滿足老人的多元化服務需求，提供多種多樣的服務。當然根據所提供的服務的種類和內容，入住費用也會有變化。公立養老院的話，原則上是專門面向需要重度護理，或者生活貧困的低保人員。因為是公立養老機構，所以能保證較低的入住費用負擔。

六、完善的介護服務

隨著日本老齡化社會加劇，老年人的長期護理成為一社會難題。

從二〇〇〇年起，日本開始實行護理保險制度，有效的利用社會資源解決老齡問題，也讓很多家庭就把照顧老人這件事情，交給專業的介護人員去做，大大減輕了家庭的負擔。

日本的介護服務和一般傳統概念中的養老護理是完全不同的，它是一個專業的服務領域。

首先，「介護」是維護客戶的「尊嚴」，為最大限度地發揮老年人自身所具備的基本日常生活活動能力，實現高品質的生活而提供幫助。

其次，日本的介護都是利用受過專業培訓的護理人員照顧，不是為老年人包辦日常生活的一切，而是輔助老人去做不能完成的部分，去尋找更多自己完成的可能性。也就是介護中的「自立支援」理念。

總之，進入老人院的高齡者，除了擁有自尊之外，他們還會把老人院當作是交誼廳，不但可以交到新朋友，也可以共同學習新的知識，讓自己「繼續成長」的地方……

2．為什麼日本人不愛運動卻很長壽？

日本人不愛運動，卻仍長壽，他們的長壽秘笈到底是什麼？

一、獨特的飲食習慣

《歐洲營養雜誌》通過調查9.2萬日本人飲食數據，發現日本有「一套」與眾不同的飲食習慣：

吃得「少」：日常習慣八分飽，而且對於熱量攝入都會有所控制；

吃得「鮮」：料理以少油、少鹽為主，盡可能保持原汁原味；

吃得「白」：相較於豬牛羊等紅肉，日本人更喜歡食用深海魚類；

愛吃豆製品：每天的大豆消耗居於全球首位，不只是豆腐，日本人更偏愛大豆發酵食物，如味噌、納豆等。

二、肥胖率很低

據世界衛生組織報告顯示，日本是全世界肥胖率最低的國家之一，肥胖率在5%以下。

雖然日本人不愛運動，但早在二〇〇八年，日本政府就主張「國民瘦腰計畫」，並頒佈法律規定，嚴格檢查中老年人群腰圍，男性需控制在85釐米以內，女性腰圍需控制在90釐米以內。

三、偏愛綠茶

綠茶有許多保健功效，可以降低心臟病的風險，抑制膽固醇的吸收，減少壞膽固醇，殺菌消炎，緩解或延緩動脈粥樣硬化，加速體內脂肪燃燒，綠茶富含鞣酸，有助於延緩衰老，其中抗氧化能力是維生素E的18倍；兒茶素，茶多酚是強氧化劑，可抑制細胞突變、癌變。

四、愛乾淨

不管在東京這種大城市還是在鄉村小鎮，日本的街道永遠是乾乾淨淨的，沒有人聲喧囂的嘈雜。這種生活環境讓人心態平和，遠離浮躁。「已經有明確的證據顯示，噪音污染和環境污染會導致血壓升高，甚至直接對心血管造成損害。」這是大陸北京大學第一醫院劉梅林教授所研究的結果。

五、0.8的生活

「0.8生活」由日本著名作家、醫生賀志貢提出，是一種健康生活方式：不必對每件事都付出全力，而是盡八成的氣力就好，剩下兩成氣力，可當做回旋的餘地和養精蓄銳的本錢。

六、延遲退休

日本內閣府（即內政部）曾經調查顯示，日本人有89%的人選擇65歲退休，

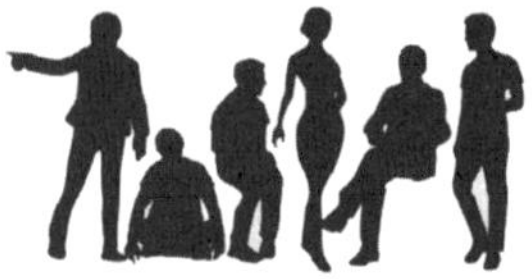

37%選擇70歲退休。研究顯示，老年人在退休後繼續參與社會活動，保持了足夠的運動量是其壽命延長的原因之一。

3．日本人的生活方式造就了「長壽之國」！

山田先生是一位很普通的日本退休老人，住在東京的一個安靜社區裡，他今年86歲，身體健康，每天的生活簡單而規律。

清晨在附近公園散步，回家後做一頓簡餐，下午種種花草，晚上泡泡熱水澡。這一天的安排看似平凡，但正是這種平凡的步調，讓山田先生成為了健康與長壽的代表。

他並不是健身愛好者，甚至連快步走也不常堅持，但他的生活質量讓許多年輕人羨慕不已。

而且他的朋友們也大多是長壽老人，一次社區活動上，山田先生分享了他的健康秘訣，飲食清淡、少食多餐、保持好心情。

當被問到有沒有特別的養生方法時，他笑著說：「其實沒什麼特別的，和大家一樣過日子罷了。」

這讓很多人感到疑惑，為什麼日本人不像歐美人那樣酷愛運動，卻能成為世界上平均壽命最長的國家。

根據世界衛生組織的資料，日本人的平均壽命高達84歲，是全球領先的長壽國家之一。而與之對比的是許多運動量更大的國家，如美國、加拿大，平均壽命卻僅在78至82歲之間。

一、日本人不愛運動卻最長壽，且患癌率極低，這7個原因值得深思

（1）低脂高纖的飲食結構

日本人的飲食以魚類、海藻、豆腐、蔬菜為主，這些食物富含優質蛋白、膳食纖維和微量元素，而飽和脂肪含量非常低。

研究表明，過多的飽和脂肪攝入可能會增加心血管疾病和某些癌症的風險，而日本人通過減少油脂攝入，從源頭上減少了健康隱患。

（2）重視食物的天然性和發酵食品

在日本文化中，食物的天然性被認為是非常重要的，比如味噌湯、納豆、醬油、醋等發酵食品，含有大量的益生菌和對腸道有益的成分，發酵食品可以改善腸道菌群的平衡，從而增強免疫力。

此外，傳統的日本飲食強調少加工，盡量保留食材的原味和營養，這樣的方式有助於減少食品添加劑對身體的負擔。

（3）注重少食多餐和細嚼慢嚥

「腹八分目」是日本人耳熟能詳的飲食原則，意思是吃飯只吃到七、八分飽，這樣的習慣能幫助他們減少熱量攝入，同時避免了暴飲暴食對胃腸的壓力。

科學研究發現，長期的熱量限制能夠延緩衰老，降低多種慢性疾病的風險，而細嚼慢嚥不僅有助於消化吸收，還能讓大腦更及時地接收到「吃飽」的信號，從而避免過度進食。

（4）綠茶和抗氧化食品的普及

日本的綠茶文化歷史悠久，幾乎每個家庭都習慣每天喝上一、二杯綠茶，綠茶中富含茶多酚——它具有分解脂肪的功效，可降低三酸甘油脂和膽固醇含量。

同時，茶多酚也是一種強效的抗氧化劑，它的作用可以幫助清除體內的自由基，減少細胞受損的風險，而且綠茶還被認為有助於降低心臟病、中風和某些癌症的發病率。

（5）每天的基礎活動量

雖然日本人很少專門去健身房，但他們的日常生活中卻充滿了基礎活動，比如騎自行車、步行和蹲坐等。

這些低強度的活動方式雖然看起來「不起眼」，卻能夠幫助他們維持代謝健康、保持體重和提高心肺功能。

（6）定期體檢和健康教育

日本的醫療體系注重預防勝於治療，大多數日本人會定期進行健康體檢，通過早期發現健康隱患及時干預，避免病情惡化，癌症的早期篩檢尤其普及，這也是他們癌症治癒率較高的原因。

（7）精神上的安定感和社區歸屬感

除了身體的健康，日本人的精神狀態也對長壽起到重要作用，日本文化中強調與自然和社會的和諧關係，許多人即使年老也會參與社區活動或兼職工作，這讓他們保持積極的心態和強烈的歸屬感。

二、運動和長壽之間有什麼關係

很多人聽到「日本人不愛運動卻最長壽」，可能會覺得運動和健康的關係被高估了，但事實並不是這樣，運動和長壽的關係是非常緊密的，只不過運動的形式和強度因人而異。

日本人雖然不熱衷高強度的鍛鍊，但他們的生活方式卻隱藏了許許多多的「隱形運動」，這些活動對身體的影響不可忽視。

規律的身體活動是保持心血管健康的關鍵因素，即使不是每天去健身房揮汗如雨，日常生活中的基礎活動，比如主婦大量的步行購物、上班族在地鐵站上下樓梯等等，以及做家務、種花草，都能起到一定的鍛鍊作用。

研究發現，適量的身體活動可以降低高血壓、高血脂和糖尿病的風險，這些疾病是縮短壽命的主要原因。

日本人日常步行的時間遠高於許多國家，這種低強度、可持續的運動形式，有助於保持血管的彈性，促進全身的血液循環。

運動不僅僅是對身體的鍛鍊，也是對大腦的保護，一些科學研究表明，適度運動可以刺激大腦釋放「快樂荷爾蒙」，如內啡肽，這種物質可以幫助緩解壓力，改善情緒，降低抑鬱的可能性。

對於老年人而言，定期的身體活動還有助於延緩認知衰退，減少老年癡呆的風險，即使是像散步這樣簡單的運動形式，也能有效提高大腦的血流量，讓神經元保持活躍。

雖然日本人不以運動為主要的健康策略，但他們生活中的許多習慣相當於間接的「運動」。比如蹲坐和跪坐這兩種常見姿勢，對下肢力量有很大的考驗，能幫助

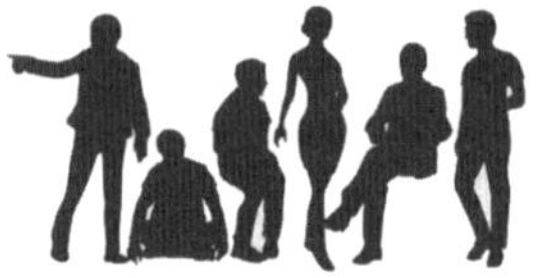

維持肌肉的穩定性。此外，日本人騎自行車、上下樓梯、走路去市場等習慣，讓身體始終處於活動狀態，這些微小的活動累積起來，就能起到保護健康的效果。

運動對免疫系統的影響也非常明顯，適度的運動可以啟動體內的免疫細胞，提高機體對外來病毒和細菌的抵抗力。

免疫力強的人不僅更少生病，身體的修復能力也更強，一些研究還發現，適度運動的人患癌症的風險更低，因為他們的身體能夠更高效地清除異常細胞。

日本人雖然不做激烈的鍛鍊，但他們長期堅持的低強度日常活動可能正是增強免疫力的秘密。

運動的好處不僅體現在長壽上，還在於提升生活品質，對於中老年人而言，身體活動可以幫助預防骨質疏鬆，降低骨折的風險，讓人即使年紀大了也能保持行動自如的功能。

三、除運動外，要想做到長壽且遠離癌症，還須要注意什麼？

長壽和遠離癌症並不完全依賴運動，許多日常生活中的習慣同樣能讓身體保持健康狀態。

日本人的長壽秘訣，不僅在於他們的基礎活動量，還包括一些深植於生活之中的健康理念。

（1）均衡的飲食結構

均衡的飲食不僅能夠為身體提供所需的營養，還能幫助預防多種慢性病和癌症，日本傳統飲食強調多樣化，每頓飯都包含少量的魚、豆類、蔬菜、海藻和米飯。這種飲食方式有助於攝入各種豐富的維生素、礦物質和膳食纖維，同時控制熱量攝入。

低脂肪、高纖維的飲食可以顯著降低心血管疾病的風險，減少胃腸道負擔，研究還表明，膳食纖維對腸道健康至關重要，可以促進有益菌的繁殖，減少致癌物在腸道中的停留時間。

（2）管理壓力和保持心理健康

心理狀態對健康的影響常常被忽視，但卻是長壽的重要條件，長期處於壓力之下，身體的免疫系統會被削弱，容易誘發炎症性疾病甚至癌症。

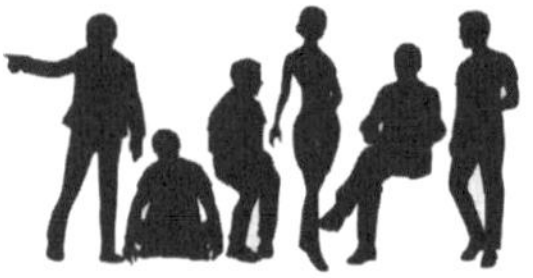

管理壓力並不是簡單地「讓自己放鬆」，而是要找到適合自己的方法，比如通過冥想、聽音樂、與朋友交流來釋放負面情緒。

日本文化中強調的「禪」理念，有助於讓人回歸內心的平靜狀態，保持平和的心態可以降低血壓和心率，對預防心血管疾病也有幫助。

（3）保持良好的作息習慣

規律的作息對健康至關重要，尤其是保證足夠的睡眠時間，睡眠不足會導致身體的自我修復能力下降，影響免疫系統的正常運作。

長期熬夜可能會導致內分泌失調，增加患癌的風險，高質量的睡眠還能幫助大腦清除代謝廢物，降低患老年癡呆的幾率。

日本人的生活方式通常以早睡早起為主，結合中午飯後適當的短暫休息，能讓身體始終保持充足的能量。

（4）遠離有害物質，控制不良嗜好

吸煙、酗酒和過度攝入加工食品是健康的大敵，這些不良習慣不僅會加速身體的老化，還會顯著增加多種癌症的風險。

吸煙是肺癌的主要誘因，酗酒會損害肝臟功能，而加工食品中含有的反式脂肪和添加劑可能對胃腸道和心血管系統造成長期傷害。

減少接觸這些有害物質，能夠顯著降低身體的炎症水平（標準），讓免疫系統更好地運作，選擇新鮮、天然的食材，盡量避免過度加工的食品，可以幫助身體減少外界毒素的負擔。

健康這件事看起來複雜，其實就藏在日常的小習慣裡，吃得清淡一點，睡得踏實一點，動得適量一點，心情舒暢一點，身體自然會感激你。

長壽和遠離癌症，不是追求什麼高深莫測的養生秘笈，而是把那些簡單的道理堅持下來罷了。

4．日本名醫和田秀樹說，人人都可通往100歲之路

日本精神科醫師和田秀樹（一九六〇～），他是醫生也是著名作家，同時又是講師、美國卡爾梅寧格精神醫學國際研究員。

他說：「想不想甩開他人的眼光，讓自己又任性又率性——漂亮的活著。你可以揮別他人的情緒勒索或人情綁架的束縛！

「每個人的年齡和體形都不一樣，性格和想法不盡相同，生活環境和家庭結構也千差萬別。工作不同，所患之病也不同，也就是說，每個人都走著完全不同的人生道路，大家都是完全不同的人。但是，所有人都有一個共同點。那就是，所有人終將死去，雖然死法和壽命各不相同，但死亡無法避免。

「不過，通往死亡的道路有兩條——

「一條是幸福之路。這是一條可以在臨終之際欣慰地說『這一生過得十分美好，謝謝』，心滿意足地死去的路。另一條是遺憾之路，臨終之際會遺憾：『唉，

那個時候我應該……」「為什麼我會這樣……』

「到底要選擇哪條路，這不用問了吧。

「作為老年人精神科主治醫生，我做了大約35年的臨床治療工作，診治過的患者超過六千人。如果加上護理、演講等醫院以外開展的診治，人數估計超過了一萬人。下面是我從臨床實踐中總結出來的44條通往百歲生活的秘訣，每一條都不難堅持，可以先嘗試其中的一兩種，相信您一定會有所收穫！」

（1）堅持步行。

（2）煩躁時深呼吸，水和美食也有效。

（3）運動到身體放鬆的程度就好。

（4）警惕中暑和脫水。

（5）不要為穿紙尿褲而感到羞恥，它是擴大活動範圍的夥伴。

（6）咀嚼越多，身體和大腦就越靈活。

（7）記憶力下降不是因為上了年紀，而是沒有「記住」的欲望。

（8）重新審視藥物，不必勉強自己吃。

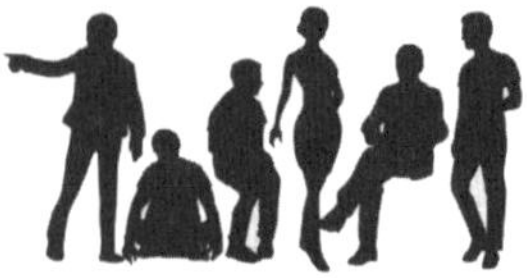

（9）不用特意降低血壓、血糖數值。

（10）孤獨並非寂寞，好好享受快樂時光。

（11）偷懶不羞恥，用不著勉強自己。

（12）不用交還駕照。

（13）做自己喜歡的事，不做自己討厭的事。

（14）老了也有性欲，用不著羞澀。

（15）走出家門，悶在家裡會使大腦遲鈍。

（16）想吃就吃，微胖正好。

（17）把事情拆分成小塊，一點點地做。

（18）不要和討厭的人來往。

（19）關掉電視，逛街去。

（20）與其和病魔鬥爭，不如與之和諧相處。

（21）「車到山前必有路」是幸齡者的魔法妙語。

（22）吃點肉，瘦肉更好。

（23）溫水泡澡，而且時間控制在10分鐘之內。
（24）睡不著就不用睡。
（25）比起鍛鍊，快樂對大腦更好。
（26）想說就說，不要客氣，說出來心情會變好。
（27）要找好的主治醫生。
（28）可以做個「不良」老人，老扮好人有損健康。
（29）別害怕改變主意，朝令夕改也沒關係。
（30）患上癡呆症也不全是壞事。
（31）不學習會變老，行動是學習的老師。
（32）不虛榮，珍惜現有的能力。
（33）變天真，是老年人的特權。
（34）越是麻煩的事，可能越有趣。
（35）多曬太陽，大腦會因光線而興奮。
（36）做有意義的事，能發揮自己經驗即可。

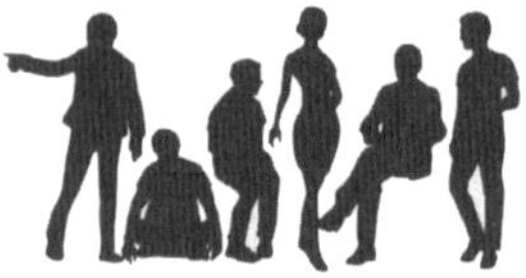

（37）悠閒地活在當下，因為人生不知道什麼時候結束。
（38）欲望為長壽之源。
（39）幸齡者需要樂觀的生活態度。
（40）用輕鬆愉悅的呼吸來擊退老化。
（41）規則可以自己決定。
（42）用順其自然（let it be）的方式生活。
（43）老化不如「朗化」，這就是被人愛的理由。
（44）笑口常開福自來。

和田醫生笑著說：「翻過80歲的牆，度過愉快的幸齡生活，最後留下自己在地球上走瀟灑過一回的證明，不是很美好的一件事嗎？」

這是他向80歲高齡者講述怎樣才能快樂健康活到100歲的秘訣。同時，和田醫生還大力提倡把80歲以上的老人家稱之為「幸齡」而不是「高齡」——他認為80歲以上的人生是相當幸福的一件事！

第三章

活力十足108歲的笹本恆子

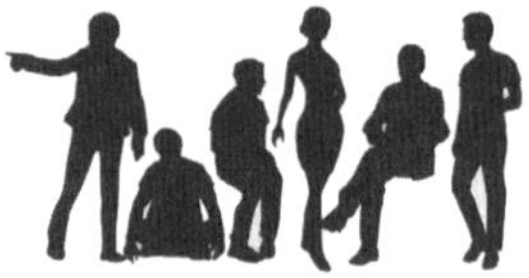

1．71歲上班，86歲戀愛，102歲獲獎，忙到沒時間去死的女人

一、沒有夢想，人生就結束了

「保持初心，我們永遠是當初的那個男孩或者女孩。」

「年齡永遠不是束縛我們的綁帶，找到自己的熱愛，你會一直做下去的。」

「就算有人會認真地問起我的年紀，我還是會回答，我沒有年紀！」

「不管你幾歲，如果老想著，我都這個年紀了……那就完蛋了！」

——說這些話的人，叫做笹本恆子。

出生於一九一四年的她，於二〇二二年8月15日在神奈川的鐮倉去世，享年108歲。

她的一生充滿傳奇的顏色，她經歷過兩次世界大戰，日本一九四五年廣島、長崎原子彈核爆、二〇一一年日本東北地區的311大地震、一九八六～一九九一年日本泡沫經濟金融危機……經歷了二十世紀所有重大的歷史事件。

26歲，成為日本第一位女性攝影師；

52歲，學習鮮花設計；

71歲，重拾攝影，創辦攝影展；

86歲，經歷兩次婚姻之後的她，開始了新的戀愛；

100歲，再次舉辦個人攝影展；

102歲，拿下被譽為「攝影界奧斯卡」的露西獎（Lucie Awards）之終身成就獎……

這樣轟轟烈烈的經歷似乎只有用「傳奇」一詞才足以概括，她的故事簡直要比電視熱門影集還精彩。

一般人，根本無法想像……

當然，「恐怕」也難以理解吧！

二、我的身體內藏著18歲的靈魂

二〇一七年，有家電視臺曾經採訪過笹本恆子。

「我今年102歲，一個人，住在老人院，每天坐在輪椅上……聽到這些，你會怎樣設想我的生活？是不是寂寞又悲涼？那麼恭喜你，你完全猜錯了！我的生活，不能說多麼的多姿多彩吧，但絕對充實快樂。」

——這是恆子對記者說的「見面第一句話」！

102歲的人了，身上卻沒有半分暮氣，縱然皺紋滿面，白髮蒼蒼，眼神堅定有力，笑容陽光明媚，由內而外散發出自信的光芒。

她依然如那個季節的玫瑰一樣，詩意地綻放著。

一般人，只要過了70歲，對很多人來說，大概就意味著：

白髮蒼蒼，步履蹣跚；不修邊幅，身材走形；

或是含飴弄孫，或是三五成群眯著眼曬曬太陽。

然而71歲的恆子，卻拿起了相機，記錄起自己想要記錄的一切。

「要學什麼，要做什麼工作，和年齡沒關係吧？我71歲才回歸到攝影師的工作，也沒人質疑我的年紀嘛。我可不喜歡想著年齡的問題再去行事。」

直到100多歲，依然細心裝扮生活，神采奕奕地熱情飛揚，她就這麼一個人將每一天都活得閃閃發亮。

我們總是習慣用年齡判定一個人的生活狀態，用年齡束縛住自己，然而恆子卻用自己的經歷告訴我們：「即便年老，我也不會變成枯木，至少是豔麗的永生之花（即不會凋謝的乾燥花）。」

二〇一〇年，她舉辦了《恆子的昭和》個人展，引起廣泛迴響；

二〇一一年，獲得第45屆吉川英治文化獎、日本攝影協會功勞獎；

二〇一六年，她更是獲得了被譽為攝影節奧斯卡之稱的露西獎終身成就獎。

三、日本第一位女性攝影師

71歲重新拿起相機後，在6年的時間裡，恆子曾周遊日本，並採訪拍攝了將近100位明治時代（一八六八～一九一二）的女性們。

那些女性，她們出生在一個並不安定，男女也不平等的時代，但即使被打壓，被嘲諷，依然從骨子裡透著一股韌勁和堅持。

「拍攝很漂亮但是像人偶一樣沒有生命力的人，是一點意思都沒有的事情，只有堅持信念、突破窠臼的人才能吸引我。」——她如此說著，也如此表達出女性的氣魄——敢做敢為。

一出生就深受父母寵愛的笹本恆子，自小就對世界有著超乎常人的好奇心，對許多事情都有著超越他人的熱情。

她的父親是和服的職人，專門為客人製作和服，也擁有自家的店鋪，因此父親的店鋪常會出現各種各樣的人，包括許多外國人。年幼的她，便喜歡坐在爸爸商鋪的沙發上，一邊觀察客人穿上新和服後的神態舉止，一邊發出讚嘆的聲音。

四、從小就具有對美好的敏銳眼光

客人聽到小小的恆子的讚歎之後，有些客人聽了更是覺得這「和服之美」竟連小孩都會欣賞而高興！所以很多人都變成父親的主要客戶了。

「歐的桑（爸爸），怎麼樣才能記錄下她們美麗的樣子呢？」恆子詢問著坐在裁縫工作臺的父親。

恆子的父親便牽著她的手，將她領到了工作臺。恆子這時才看見了，原來父親的工作臺上全是和服的設計稿，她用小手拿起了一張設計稿仔細地觀察了起來，「原來這樣就可以記錄了啊。」

在父親的影響下，恆子自小對美便有著極強的敏銳感。當她進入小學時，她便開始跟著父親學習起了畫畫和裁縫工藝。

在相機還沒有普遍出現在大眾生活中的時代，恆子便用著自己的畫筆記錄著周邊一切，同學的笑臉、老師出糗的臉龐、爸爸媽媽溫暖的手掌……

在一個平常的家宴上，恆子的親人紛紛詢問著恆子有什麼夢想，嘴裡包裹著食物的恆子含含糊糊地說著：「當然是畫家！如果不行，像爸爸那樣成為一個裁縫也好！但我還想成為醫生、太空人，看我喜歡什麼啊！」

聽到恆子這一大堆異想天開的夢想的父母笑著把小恆子抱在懷裡，貼著小恆子的臉龐說：「當然可以啦，我們的恆子一定會實現自己夢想的。」

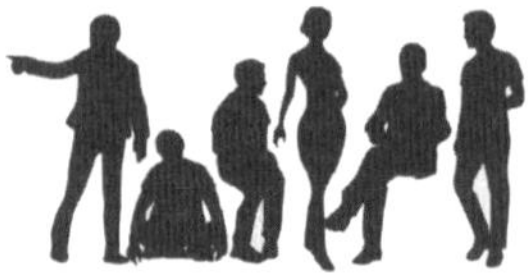

聽到爸爸媽媽鼓勵的恆子嚥下了一口食物後，開心地發出咯咯的笑聲。

但在當時女性普遍不外出工作的年代，恆子想要成為畫家的夢想，還是受到了現實的阻撓。

2．自己的人生，自己要決定

一、毅然向學校說「莎喲娜拉」！

恆子在女校上學時，老師曾詢問學生未來想做什麼。

「成為一個好太太」，是絕大多數女孩的答案，這也是在當時世俗眼裡，一個女人最好的歸宿。

但恆子卻給出了一個截然不同的答案：「我想成為一個畫家，如果不行，我想成為一個小說家，如果再不行，我想成為一個新聞記者。」

對於她的想法，老師同學都覺得是異想天開，在那個時代，女性外出工作甚至被視為是丟臉的事情。

然而，恆子未曾退縮，她想要活出自己想要的真實的人生，而不是別人期待的樣子。

「很多人往往會因為『與人相同』而感到心安，但是，我倒認為跟別人一樣是很無趣的事情。」此後，她毅然決然從專科學校的家政科輟學。

一邊在裁縫店幫忙掙得生活費，一邊在藝術學校學習繪畫，並為當時的報社繪製版面插圖。

父母似乎早就預料到她遲早會這樣做一般，在聽到恆子退學的消息以後，也只是點了點頭表示「知道了」。

在藝術學院學習繪畫的恆子恢復了昔日的活力，她積極地參與了學校的多個社團活動，並且還在校外找到了一份工作。

她在東京日日新聞兼職擔任新聞插畫師的工作，自從有了兼職賺的錢以後，恆子便不再向家中要過一分錢。

周邊的同學在知道恆子的事蹟以後，也都被恆子堅定的熱愛感染了，一個又一個在社會上找到了兼職工作，減輕了家中的負擔。

在畫畫的同時，恆子也在攝影社結交到了許多好友，並在與這些好友交往的過程中學會了攝影。

「咔嚓」一聲，便能記錄下肉眼在那一秒所看見的事物。

恆子也漸漸地愛上了攝影，她不惜將自己存了半年的工資拿出來購買了第一個屬於她個人的相機。

在日常用相機記錄生活的過程中，恆子發現自己更想成為一個攝影師，因此她開始參加各種活動，為的就是能夠將自己拍攝的技能展示出來，希望有朝一日能夠遇到伯樂能夠發現她的作品。

在朋友持懷疑態度時，恆子從來不會被朋友的態度左右，總是堅持著自己的選擇，並開玩笑地跟朋友說：「我的人生字典裡沒有『不可能』這三個字」。

二、千里馬遇到伯樂

恆子認定的事情，從來不會用三分鐘熱度去做她。

恆子非常清楚地知道只有非常努力才可以解決那些「不可能」的事情，因此她總是投入100％的精力到自己熱愛的事情上。

在一次機緣巧合下，恆子就真的碰上了當時日本攝影界著名的大師、日本攝影協會的創辦人林謙一先生。

讓恆子感到驚喜的是，林謙一先生居然主動與她攀談，在攀談中她才知道原來林謙一在她兼職的報社裡看見過她的拍攝作品。

「我看過你的攝影作品和你的插畫作品，我覺得你的功底非常地扎實，構圖和繪畫都是有生命和靈魂的。」

「日本到現在連一個女性報導攝影師都沒有，你一路是畫油畫過來的，那麼入這一行很簡單，一定能拍出好照片的，怎麼樣，要不要試一試！」

面對林謙一老師的邀請，讓恆子更是驚上加驚，她實在想不到自己竟能如此幸

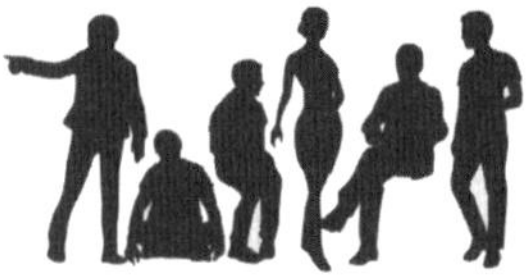

運地加入這個新生的攝影團隊。

在她25歲那年，她正式加入了日本攝影協會，從一名普通的見習員工晉升成為協會的核心員工。正式成為日本第一位女攝影師時的她，明白自己的選擇對了。

進行拍攝採訪的她，在閒暇時光也並沒有忘記進行繪畫，她還多次為自己設計出了幾件衣服，並親手製作以便於工作。

父母問她這樣是否感到疲倦的時候，她卻總是笑著告訴父母說，「我正在做我熱愛的事情，我很快樂！」

在社會發生劇變的年代，她永遠不顧危險地奔赴在第一現場進行拍攝。

父母擔心她的安危還曾多次流淚勸阻她不要再進行如此危險的工作了，外界也常因為她的女性身份而懷疑她的專業能力，但這些障礙從未阻礙恆子朝向自己熱愛的工作目標。

逐漸業界就為她這個「拼命娘子」戴上了「一生懸命」的大帽子，她的拼命程度讓很多男攝影記者都做不到，只能眼睜睜地望塵莫及了。

有一些嫉妒她能力的人還常在飯局上說著她的八卦，常混跡在社交場上的恆子自然也聽到了這些流言，但她絲毫不在意。

從26歲開始，恆子一直拍攝了二十多年。無論是假日還是夜晚，只要有事件發生，她總是第一時間到達現場，用鏡頭記錄歷史，記錄社會的巨變，也記錄動盪世界裡人們的故事。她在攝影界奮鬥的那幾十年，也為後來很多女性進入新聞界，攝影界打開了大門。

三、從攝影師轉為服裝設計師

她的鏡頭記錄著社會的變化，在男性佔據主導話語權的時代，恆子的成就是許多女性不敢想像的，因此她也成了許多人的榜樣。

她尋找拍攝機會，用相機表達自己，直到49歲那年電視機逐漸佔據了報紙的市場，攝影雜誌社相繼倒閉也讓恆子的拍攝工作越來越少，直到她在家「待業」。

對於其他人來說，中年在家待業是一種致命的打擊，但是恆子卻總是笑著說：「這不是什麼大的事。」

在沒有拍攝工作的那一段時間裡，恆子又重新拿起了手中的畫筆，這一次她不再為出版社畫插畫了，也不是閒暇時為自己設計衣服了。後來，她又學著父親那樣開了一家屬於自己的設計工作室的服裝定做店，專門為客人量身定做服裝。

但上了年齡的父母也擔憂起恆子的生意，爸爸曾主動打電話問恆子：「恆子啊，有客人嗎？爸爸這裡還有一些老用戶的聯繫方式，要不你去主動聯繫一下。」

恆子聽完爸爸的話後，拒絕了爸爸的幫助，她不希望父親擔心她。

她借著少女時期跟著爸爸學會的裁縫手藝和自己獨特的審美，製作出了幾件成衣，沒過一段時間周圍的女性都被這種風格的服裝吸引了。

從攝影業轉到設計行業，恆子很輕鬆地克服了來到新行業不熟練的狀態，僅僅三年時間她的設計工作室便轉虧為盈。

因為客人眾多，恆子還常常應付不過來，所以她的店中還有兩位雇員，她們在幫助恆子打理業務的同時，也跟著恆子學著如何製作衣服。

但上天似乎總喜歡給她考驗，隨著機械化生產的成衣開始大量湧入市場以後，光顧恆子的客人變得越來越少，恆子小店的利潤少得無法支付兩個雇員的工資。這時的恆子已經52歲了，當年在其他人看來這是該退休的年齡了，但對於恆子來說

「退休」還太早了。

無所事事的人生就像是失意的人生，不管她做的事情是成功還是失敗，只要她有熱愛的事情可以做，她就可以完全拋去年齡的束縛。

四、從服裝設計師變身為花藝設計專家

設計店關閉以後恆子在家中休息了一段時間，在家中休息的那段時間裡，她從新聞上看到了歐洲盛行的「鮮花設計」，便立刻開始學習操作了起來。

恆子買了很多關於鮮花設計的書籍，她每天大部分的時間都花在了如何學習鮮花的設計構圖上。

「那時的我花了別人3倍多的精力來學習這個『鮮花設計』，除了學習別人的作品，自己也要創新。這對我來說其實還是有一定挑戰的，但我樂於接受挑戰。」

經過一年的學習，恆子便出版了《鮮花設計教室》一書。這個行業當時在日本很少有人涉及，因此她的書一出版，就吸引了很多人購買。

儘管那時已經沒有任何攝影工作找上她了，但恆子出門總還是會帶著自己的相

機，她想繼續記錄她身邊的一切。

之後的十年時間裡，她始終做著鮮花、珠寶設計的工作，有些時候顧客需要拍照時，她也總會主動提出幫他們拍攝。

她從來沒有閒下來過，因為她對生活始終抱著熱忱之心，她每天似乎總有做不完的事情。

時代的潮流總是改變她生活的軌跡，可她從來不抱怨，她討厭自暴自棄。儘管事業總是出現波折，但她從不失意，總是樂觀地面對未來，接受挑戰。

在後來人們採訪她如何保持長壽的秘訣，她也是笑著回答道：「一直保持微笑，難過也要保持微笑。要說到飲食的話，我就是愛吃肉，不吃米飯。」

在日常生活中，恆子很少吃主食，她喜歡吃肉、喝酒，但生活也非常的規律。

也正是因為規律的生活作息使得恆子總是多出很多時間做自己想要做的事情，她非常排斥周圍人叫她「少吃一點肉」，她總說「只有肉才能讓我保持活力！」

五、71歲又重新拿起相機回到攝影的事業

51歲的恆子與她第二任先生攜手走過了20年，但就在一九八五年，深愛著她的丈夫卻因為癌症最終離開了她。

那一年，71歲的恆子沉寂了一段時間，為了快一點走出悲傷、揮別人生的低谷，她又開始重新工作上班。

這是令其他人想不到的，大家都以為恆子會像普通老人那樣靜靜地度過餘生，可是恆子卻打破了大家的看法，她重新拿起了自己的相機回到了攝影師的行列。

「大家總是用年齡限制自己，限制別人。媒體上出現的我總是帶著多少多少歲的標籤，但我覺得要學什麼，要做什麼工作，其實與年齡沒有什麼關係吧？

「其實大家都有很多事情需要去做，當你真正把這些事情做上心了，哪有什麼時間去想自己多少歲了呢？」

決定重新拿起相機的恆子做的第一步就是辦一個專屬於自己的攝影個展，她計畫著將自己在昭和年代拍攝的老照片拿出來，展覽的名字就叫做《恆子的昭和》。

昭和年代可以說是許多懷念的年代，這些難得一見的照片成功吸引了許多媒體的注意，大家爭先報導著這個展覽。

71歲的恆子，再一次獲得了成功，名聲再一次打響。她回歸到了攝影的本業上，71歲的她成功地實現了再就業。

展覽的成功也給了恆子信心。此後六年時間裡，她開始奔波在日本各地，甩去了高齡帶來的身體的不適感，採訪拍攝了將近100位明治時期的女性。如此經過了六年的時間，她的攝影集《明治的女性群像》終於出版問世了。

在86歲那年，恆子在法國旅行時遇見了一位雕刻名家查爾斯，在觀看拍攝他雕刻的過程中，恆子發現自己似乎愛上了他，之後的日子裡雙方便經常互通信件。

恆子像處在青春期的少女一般，悄悄地暗戀著查爾斯，但她的愛卻又通過一封又一封的信傳到了查爾斯那裡去。就在她96歲生日時，她通過信封正式地向查爾斯表達了自己的心意。但查爾斯始終沒有回應，過了許久之後，她才收到了查爾斯已經去世的消息，96歲的她——失戀了。

重回攝影界的恆子從未向外界公開過自己的年齡，但總會有人詢問她，那時的她總會以一句「我沒有年紀」讓對方止住詢問。

看著她每天進行大量採訪、寫作，精神矍鑠的樣子總是讓大家誤認為她可能才60歲出頭，但當恆子在96歲時第一次公開年齡時，人們再一次呆住了。

在日本發生311大地震時，恆子還主動當起了志願者，雖然高齡使她無法再進行高強度的活動，但是她通過年少時的手藝為災區的人們送去了許多新衣服。

97歲時，有一天，她在獨居的家中摔倒了，這次摔得很嚴重，大腿和左手臂都骨折。獨自生活的她在暈倒22小時以後，才被鄰居發現送往醫院急診室。

當她醒來以後，醫生告訴她：她已經無法再行走了，眾人都在勸她該休息安享晚年。可是，恆子並不認輸，她說：「不行！97歲又怎麼樣，我還有好多事情想要做，如果就這樣癱坐著，我什麼事也不敢幹！」

她不顧眾人的看法，決定開始復健。儘管只是在復健，恆子每天也會把自己打扮得漂漂亮亮。

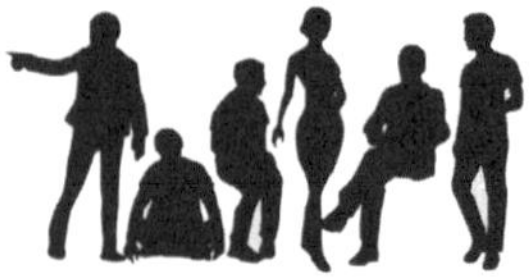

或許是因為她的樂觀，她真的在97歲高齡又恢復了行走能力！

同年她又出版了《97歲的好奇心女孩》一書，在書中提到了許多自己年輕時遇到的有趣的事情，很少提到自己的痛苦。

她不願再寫一些痛苦的事情，因為這樣會引起讀者共鳴，會跟她一起痛苦，她不喜歡那樣，她希望大家都能快樂。

一位老人釋放出了無限樂觀讓大家都喜歡上了她，在100歲那年她又獲獎了，她還是如往常一樣愛笑，愛和大家分享高興的事情。

到了恆子已經108歲的那年，她的日常生活看起來還是非常的繁忙，但她仍沒有年齡的標籤，她樂在其中……

她絕不允許自己懶惰，她的一生都在追求自己熱愛的事情，不依賴於他人，樂觀積極地面對生活。

她將童年的那顆好奇心隨時帶在身上，就算經歷過時代的磨難，她也始終保持樂觀，保持活力。

3・人過了90就不能談戀愛了嗎？

一、我很珍惜喜歡上一個人的感覺

前面提過，恆子的一生，有過兩段婚姻。

第一任丈夫也是一位攝影師，但在結婚之後，恆子發現自己無法兼顧家庭和攝影，她永遠無法成為世俗意義上，相夫教子的「好太太」。

在經過認真考慮後，她毅然選擇了離婚。

50歲時，她遇見了她的第二任丈夫，然而這段婚姻同樣沒有長久，兩人攜手走過了20年的時光，丈夫便因癌症去世。

在此後很長一段時間裡，她都是一個人生活。

直到86歲那年，在一次旅行中，遇見了法國的雕刻家查爾斯，兩人一見如故，迅速成為好友。

「我很珍惜喜歡上一個人的感覺。」

兩人互通信件，無話不談，彼此都明白對方的心意，但因為年齡和國界、遠距離的關係，誰都沒有再進一步。

直到10年之後，96歲的恆子才鼓起勇氣，將「I LOVE YOU」寫在了寄給對方的聖誕卡片上。

遺憾的是，她最終沒能等到他的回覆，因為就在當年的耶誕節前夕，查爾斯因為心臟病突發去世——這是後來她才知道的事。

這也成為恆子內心永遠的痛。

「人的一生很短暫，所以不要再給自己徒增遺憾。」

後來的時光裡，恆子一直是獨自生活。

但她的內心從未喪失戀愛愛人的能力，她的單身從不是因為別人的言論，因為年齡，只是不願將就，不願隨意。

她也希望告訴更多的人：「戀愛不限年齡」。

「人過了90就不能談戀愛了嗎？我想只要不造成任何人的困擾，那未嘗不可，而且可能會讓皺紋少一條呢！」

她曾經拍過一張照片，是她手握酒杯的照片，紅酒一直是她的最愛。

「晚上有一個可以一起喝葡萄酒的人，比獨自望著月亮吃飯要來得愉快的多，哈哈哈，我這樣說很奇怪嗎？」

回顧恆子的一生，無論是30歲還是100歲，無論是結婚還是獨居，無論是面對丈夫離世，還是要獨自承擔生活的重擔。

每天她都會穿戴整齊，給自己畫一個簡單素淨的妝，打扮的精精神神，絕不允許自己蓬頭垢面。

她身上的衣服，不是什麼大牌，都是自己設計搭配的。

精心打扮，不為討好別人，只是取悅自己。

二、住進了養老院的「活力少女」！

前面提過，97歲那年，恆子自家摔了一跤，陷入了昏迷。

等到被鄰居發現報警送到醫院，已經是22個小時以後，雖然沒有生命危險，但因為大腿和左手腕骨折，她再也沒辦法正常行走。

然而，在面臨如此大的打擊之後，恆子卻沒有就此頹靡，一邊積極做著康復，一邊籌劃一個鮮花拍攝的項目——為了向已故攝影師朋友致敬。

因為這次摔倒，原本一直居住在家的恆子，搬進了養老院。

但即使在養老院裡，她依然把每一天過得精緻而美好：

養老院的房間裡，裝飾著她最喜歡的畫家梵谷的《向日葵》，角落裡被她佈置成了一個小酒窖，裡面放了她喜歡的紅酒，衣櫥裡整整齊齊的掛著各種衣服和帽子……

她依然會拿著相機拍攝，用筆去記錄生活中發生的點滴，每天會化美美的妝，和人們聊穿搭，聊喜歡的香水：

「我現在過的每一天，都沒有一絲絲覺得自己『像個老人』。」

認識她的人，有一個共識，就是恆子的臉上永遠都是帶著笑容。

活了一個多世紀，什麼糟糕的事情都經歷過，她有無數理由去抱怨，去訴苦，去尋求同情和安慰。

然而，她帶給人們的感覺永遠是活力滿滿，充滿快樂。

她寫的書中，也從不會去撰寫講述那些艱難的日子。

「因為人總是討厭那些被傷害的事情啊！所以就算說些什麼抱怨的話，也改變不了什麼呀？」

「無論何時都要保持微笑，即使內心感到悲傷，喜歡笑的人總會引來了好運氣和好人緣。」

三、雖然有浪漫的個性，但卻相當自律

堅持了30年，每日記筆記。

笹本恆子的日常生活特別規律。11點就寢，5點起床。

喝優酪乳潤喉嚨、滴眼藥水、聽電視上的英文對話叫醒自己的腦袋。然後，一邊看電視，一邊做晨間節目《大家的體操》。

再然後，會瀏覽早上的新聞報刊，會剪取想取材的人和感興趣的事情。

使用筆記本記下這些引起好奇心的事，還會記下新學會的英文對話和短語。

她自己一直堅持自學英語。

無論什麼時候都笑著面對。

她寫的書上，沒有詳細的寫著難過痛苦的日子。

問她理由時，她這樣回答：「因為討厭被傷害，就算說了抱怨的話語，也是沒有辦法（改變）的事情了，不是嗎？」

「一直保持微笑，難過時也要微笑。不管是運氣還是人都會聚集到開朗的地方不是嗎？」

而最讓人敬佩的，是她從未丟掉內心的「那個少女」。

真正的「少女感」從來不是浮於表面的姿色，而是深入靈魂的純粹與熱愛，這樣的人，歲月也對她無可奈何。

「我覺得總有想見的人，總有想去的地方，哪還有工夫去死呀！想做什麼就去做，只要好奇心還在，無論多少歲總是能有新的開始。」

很多人總感嘆「老了、老了」，然而事實上保持一顆對世界的好奇心，想做什麼就像個孩子一樣去無所畏懼，那麼時光最多帶走的是你的容顏。

只要你的靈魂是有趣的，你便擁有少女的模樣。

回顧她的一生，也恰如她自己所言：「只要我活著一天，就要精緻一天，就要認真過好這一天。」

「我覺得總有想見的人，總有想去的地方，哪還有工夫去死呀！想做什麼就去做，只要好奇心還在，無論多少歲總是能有新的開始。」

4·她快樂一生的秘密是什麼？

一、永遠保持好奇心

107歲時的她，彷彿除了面容的改變，根本就沒有留下其他一點歲月的痕跡。還是那麼的嫻熟，從容，優雅。

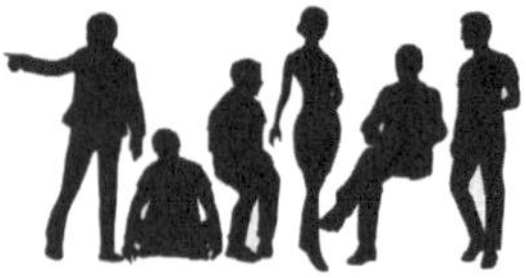

當問她的力量來源時，她回答道，「是好奇心！」

她還這樣說：「用好聽的話來說是出於好奇心。明明很怕卻要嘗試前行，雖然討厭但還是忍不住去看。凝視世界，哪怕一點不知道的事清都要搞清楚，想用照片來折射出來。」

二〇一一年，她的自傳《好奇心旺盛的女孩今年97歲》出版後，引起極大反響，迅速成了媒體爭相採訪的對象。

二、秘訣二：有事情做，吃好穿好

沒有公佈年齡的她，一直在堅持工作。

恆子在96歲的時候，她第一次公佈了自己的年齡，這時周圍的人都露出了無比吃驚的表情。

他們一直看到的她，是一個大量的採訪取材、大量的寫作，忙得不可開交的一個人，因為她的整個精神狀態，完全不是一個96歲高齡的人該擁有的。

100歲時，她獲得最佳穿戴、裝扮的服裝獎，是史上最高年齡獲得者。

「時尚不是錢，而是得用頭腦。」這樣說的她，自己的衣服幾乎都是自己動手製作的。

最佳著裝獎的授獎儀式上，問到她健康的秘訣，恆子回答道：「好好吃飯！」

然而，恆子不但不注重米飯，她一生愛吃肉、也愛喝酒。

她說：「以前醫生告訴過我，上了年齡之後，就應該好好的吃蔬菜和豆腐，但是我卻相反，從小時候開始就特別喜歡吃肉，而且不怎麼吃主食，會喝紅酒。」

她還說：「有些自以為很講究的人，省下美食的錢，去買一些奢侈品來穿，這反而是俗品味呢！」

三、秘訣三：笑著面對一切

她的另一個秘訣是：無論什麼時候都笑著面對。

提到「好奇心」這三個字，很多人可能會聯想到童年。童年時代我們總是對任何事物都抱有好奇心，敢於冒險，敢於挑戰。

但恆子告訴我們：任何時候都應該充滿好奇心，這樣才能永遠積極面對，充滿

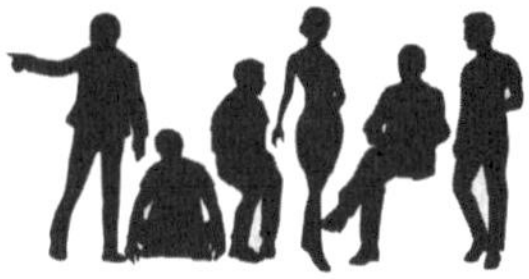

活力。

她寫的書上，難過痛苦的日子寫得很少。

她說：

「因為討厭被傷害，就算說了抱怨的話語，也是沒有辦法的事情了不是嗎？

「一直保持微笑，難過時也要微笑。不管是運氣、還是人，都會聚集到開朗的地方不是嗎？」

對於她來說，時間是幻象，年齡是幻象。

「71歲上班，96歲失戀，100歲拿獎，100多歲還在創造奇蹟」這位大女孩，105歲還在喝酒、吃肉，人生忙到沒時間思考死亡……

她的人生經歷一定能給你啟發，因為她活成了別人的人生坐標。

在96歲失戀時公佈自己的年齡，把周圍人嚇了一跳，但這位大姑娘沒有被失戀和異樣眼光打倒，在100歲時舉辦了個人影展還獲得了最佳著裝獎，是史上最高年齡獲得者。而如今100多歲的她還在創造奇蹟的路上……

總有人問她，保持年輕的秘訣是什麼？她回答道是「好奇心」！

她說：「我喜歡凝視世界，哪怕一點不知道的事情都要搞清楚，想用照片來折射出來。」

我可不喜歡想著「我都多大年紀了」再去行事。

所以，她總是精緻打扮自己，每天穿連衣裙，連指甲和香水都不放過，仔細地與心情搭配。

她總是笑著說：幸好我不管什麼時候都能看起來像26歲一樣年輕呢！

四、不要在意老去，人生永遠都不晚

只要敢有奇思妙想，人生就有無限可能。

她就是一個傳奇，美了一個世紀的「辣妹」笹本恆子永遠保持好奇心，不管什麼時候都要活出「酷勁」，105歲還在創造奇蹟的路上。

「好奇心」這三個字可能我會聯想到童年。童年時代我們總是對任何事物都抱有好奇心，敢於冒險，敢於挑戰……

但是，笹本恆子告訴我們，任何時候都應該充滿好奇心，這樣才能永遠積極面對，充滿活力。

她用自己精彩的生活經歷告訴我們：

「人生永遠沒有太晚的開始，難得活著，有想要見的人哪裡都想去，哪有工夫去死呀！」

有些人未老不過已經心如死灰，但有些人老了依然擁有一顆躍躍欲試的心。

「珍惜生命最好的途徑，就是把它淋漓盡致地燃燒透了！」

第四章

105歲日本國寶級、預防醫學之父——日野原重明

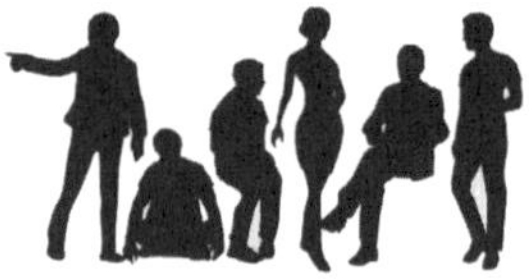

被稱為「日本近代預防醫學之父」的日野原重明（一九一一年10月4日～二〇一七年10月18日），在日本被稱為「國寶級」名醫。

他不僅曾為日本皇室擔任御醫，多年來還通過演講、出書分享自己如何保持身心健康的秘訣，著作多達130多冊。其中《高明的生活方式》更是銷售超過120萬本的暢銷作品。直到年過百歲，他都還可以從頭到尾站著演講一個小時，說話聲音洪亮清晰。

然而，孩童時代的日野原重明其實身體十分孱弱，小學時曾罹患腎臟炎，甚至在就讀醫學院時，因為罹患重度肺結核和胸膜炎，而必須休學一年。

「因為有過這樣的親身體驗，讓我日後成為一個更能理解患者心情的醫師。」日野原重明如此解釋著。

不只如此，他也熱愛藝術並享受生活，平時除了喜愛俳句（古典短詩），更在年過90歲才開始學習繪畫、音樂創作而依然樂此不疲，並勇於嘗試各種新事物；101歲克服了從小就有的懼高症；102歲出版詩集；103歲生平第一次挑戰騎馬；104歲發表了對現代禮儀時尚的思考……然後自我訓練肌力……

1・105歲醫師的健康秘訣：吃少動多，不要過度擔憂

日野原重明認為，雖然健康和遺傳、體質等先天因素之間有一定的關聯性，但是到了45歲以後，包括飲食、作息以至於社交和生活環境等個人因素，其實影響更顯著。

因此，及早養成良好的生活習慣，對於維持健康大有幫助。

以下就是日野原重明在日常生活中，時時會自我留意保持的健康習慣——

一、腹式呼吸

「要活得健康長壽，保持呼吸系統運作順暢非常重要，也有助於降低因為吞嚥障礙或感染而引發肺炎的危險。」

日野原重明認為，要強化肺部機能，練習呼吸法就是一個好方法。像是運用腹

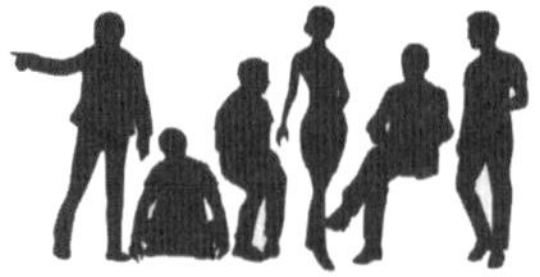

部丹田力量的腹式呼吸，或是坐禪、瑜伽，都是很合適的鍛鍊。

日野原重明也推薦，可以利用爬樓梯時練習呼吸——「連續踏上三階時分三次吐氣，然後再一口氣深呼吸，一邊重複這樣的步驟一邊爬樓梯，對於增強心肺功能非常有幫助。」

平時他也會盡量不搭電梯、走路時有意識地運用肌肉來增加運動量。

二、控制每日攝取熱量

儘管在日常生活中十分忙碌，日野原重明仍然將一天攝取的卡路里總量控制在1300～1400卡左右。

「因為我沒有時間去健身房，演講或是看診也常常坐著不動，所以這樣的熱量對我來說已經足夠了。」

也因此，他始終維持著30歲時的體重（62～63公斤）和標準腰圍。

「比起體重，腰圍更是能容易評估自己是否過重的指標。」如果男性腰圍超過85公分、女性腰圍超過90公分，就要留意可能有三高（高血壓、高血糖、高血脂）、心血管疾病的風險。

日野原重明建議，想要減少腰圍，可以從適當調整食量與增加運動量做起。如果腰圍減不下來，就減少一成的食量；如果還是沒有效果，就減少兩成。

三、趴睡健康法

日野原重明認為，趴睡除了可以讓呼吸道保持暢通、減少肩頸酸痛，對於整體肌肉量減少的高齡者而言，也可以避免背部骨頭受壓迫而導致的褥瘡或壓瘡。

所有脊椎動物，都是用頭部、腹部向下的趴睡姿勢。這個姿勢也有助於練習腹式呼吸，讓腸胃運作更順暢。

趴睡的時候，因為肚子朝下，腹部脂肪就像是一個靠墊一樣，可以做為緩衝。如果在健康時就養成習慣趴睡，將來如果生病臥床時，就不會因會長期臥床而產生褥瘡。

他也建議，趴睡時枕頭不宜太高以免頸部不舒服，肚子下方也可以墊著一個靠墊或枕頭會更舒服。

四、攝取充足的蛋白質

為了均衡攝取營養，早上他經常會喝一杯蔬果汁加入少量橄欖油，或是牛奶加入粉末狀的大豆卵磷脂，中午則簡單吃一些餅乾、輕食；晚餐則是半碗飯配上大量蔬菜和牛肉或魚肉。

卵磷脂有助於修復細胞和神經組織，是很好的抗老化物質。雖說除了大豆以外，蛋黃也含有卵磷脂成分，但因為蛋黃膽固醇含量較高，因此若有三高等慢性病者，大豆是更理想的攝取來源；橄欖油則含有豐富的不飽和脂肪酸，不易氧化，也有助於去除體內造成老化的自由基。

五、擁有「保持健康」的積極意識

從體重、飲食控制，乃至於走路坐躺的姿勢……這些日常生活中的小事，對於健康其實都有影響。若能將這些原則內化為日常生活自然而然的習慣，久而久之，就不會感覺辛苦或需要忍耐。

但日野原重明也認為，即使需要服用血壓藥等慢性病藥物維持健康，重要的是能夠保持愉快的心情，而不需要對健康過於焦慮。與其經常看著體檢報告煩惱，不如把握大原則，保有能夠自由獨立行動的能力更重要。

2・永遠對未來有計劃與期待——積極的人生就是健康之源

除了分享自己保持健康的秘訣與人生哲學，日野原重明在他超過70年的行醫生涯中，對於提升民眾的健康意識和衛教普及也貢獻良多。

他鼓勵民眾定期做健康檢查、從生活習慣預防糖尿病、高血壓等慢性病，也認為高齡者不應該只是待在家裡「不造成別人的麻煩」，而是可以更積極的參與社會、貢獻自己的人生經驗和智慧。活力驚人的他，多年來每天平均超過16小時在工

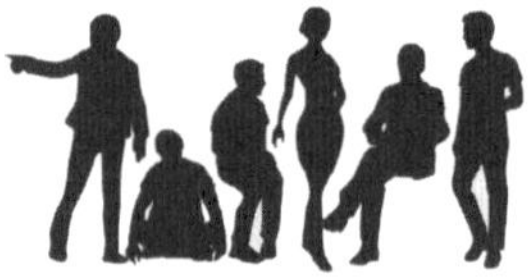

作，更常常只睡5、6個小時。

日野原重明說，到了這個年紀，當然身體也會感到疲勞，但是一覺醒來，他總是可以感到精神飽滿，「這是因為，還有許多想做的事情和使命在等著我完成。」

他認為「100歲不是人生的終點，而是重要關卡。」

即使是到了100歲的高齡，日野原重明的工作或行程安排，都會預先排到2～3年之後，多年來他還有使用「10年日記」的習慣，並且在日記上列出2年、3年甚至5年之後的待完成事項。

「這就像是和自己定下的約定，為了能夠順利完成，就得注意自己的身體健康，每天累積努力才行。」

——積極、活躍的生活態度，就是保持健康的不二法門。

日野原重明的一生，正是這個法則的最佳實例。

3．吃半飽，有益於長壽

一九三五年，美國康乃爾大學的克萊夫．M．麥凱教授在論文中指出：「熱量攝入量限制在60％的老鼠生命延長了一倍！」

相反，想吃多少就吃多少的老鼠，壽命縮短了一半。

「熱量攝入減少一半，壽命會增加。」

——這一點已被許多實驗證明。

也就是說，現代人吃的食物是我們所需量的2倍，所以大自然給予人類的壽命會受到影響。

「八分飽，不看醫；六分飽，忘記老。」

這是擁有悠久歷史的瑜伽的信條，瑜伽是世界上古老的身心科學。

康乃爾大學的實驗，竟然和瑜伽的信條傳達了同樣的真相。

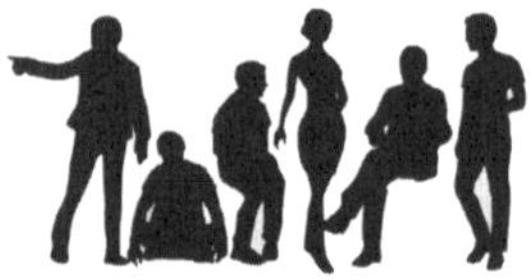

「別想辦法吃，要想辦法不吃。」

「享受空腹的健康法則。」

瑜伽的信條，拯救了亞健康的人類。

一直以來，人們覺得「別無二般地吃」才幸福。

「吃」才是幸福的根本。

「可以吃飽」是令人憧憬的生活狀態。

然而，生命的奧秘卻並非如此。

「不要飽食！」

前人曾向我們傳達過並且教誨著同樣的真理。

換句話說，也許「窮一點才會變幸福吧！」

所以，我們應該再一次接受這些前人的養生箴言，並將其作為現代人的錦囊，不是嗎？

4．即使老了才開始少食，也能延緩衰老

那麼衰老的具體現象是什麼呢？

日本免疫學權威——後藤教授說：「隨著年齡的增長，體內『特殊蛋白質』會增加。」

這是一種因氧化而發生變質的「異常蛋白質」，是衰老蛋白。

例如，老年人的身體表面會發生色素沉澱，也就是「老年斑」。

這就是異常的衰老蛋白質在皮膚上沉著的結果。但是有報告稱，「限制熱量」的老鼠「老人斑」減少了三分之二。也就是說，「限制熱量」減少了衰老蛋白質，使肌膚恢復年輕。一般來說，「衰老是無法停止的」。然而，「限制熱量」的話，不僅能「延緩衰老」，還能「恢復年輕狀態」。

相反，如果給老鼠餵富含脂肪的食物，「老年斑」就會翻倍。

可以看出，脂肪食品以2倍的速度加速了衰老。

「脂肪細胞生成了特殊的有害激素，對全身產生了不好的影響。」

這也是對現代飲食生活方式的警告。

也就是說，喜歡吃油炸食品和油膩食物的人，容易衰老。

像這樣，體內不斷增加並積累年輕時不會出現的異常蛋白質，最後變老。衰老蛋白質的積存引起了阿茲海默病和白內障等各種衰老疾病。也就是說，衰老蛋白質加速了衰老。所以，只要抑制衰老蛋白質的生成，防止其在體內積累，就能延緩衰老。反之，衰老蛋白質減少，人就會變年輕些。

那麼，衰老蛋白質是怎麼增加的呢？

在老年的動物組織中，發現了部分結構發生變性的酶。構成這種酶的蛋白質，經過稍微加熱，功能很容易被損壞。

這種蛋白質就是衰老蛋白的一種，構成這種蛋白質的酶被稱為「熱不穩定酶」——即高溫不穩定酶。

因此，如果研究「熱不穩定酶」量的變化，就能測定衰老的程度。

日本免疫學權威後藤教授等人通過小白鼠實驗觀察了這種「熱不穩定酶」（衰

老蛋白）因限制食物而發生的變化。其結果是，限制食物兩個月後，腦組織中的衰老蛋白幾乎減少到了年輕老鼠的量。

肝臟中的衰老蛋白減少得更加顯著，食物限制1個月之後，就可以減到了年輕老鼠的水平。

衰老蛋白在熱量被限制的1～2個月內，與年輕老鼠處於同一水平，這說明老年老鼠延緩衰老了。

「通過限制食物，可以看出異常蛋白質（衰老蛋白）的分解、消除變得亢進，蛋白質變『年輕』了。」「限制食物有可能使機體恢復到年輕的狀態。」

通俗地說，如果機體處在空腹或饑餓狀態的話，就會分解、除去體內異常的衰老蛋白，並排出體外。這就是「排毒作用」。

這裡，請不要忘記斷食（fasting）的兩大作用是自癒力和排毒能力。上述實驗證實了排毒能力。

那麼，人在上了年紀之後，想延緩衰老就不可能嗎？

並非如此，衰老蛋白中有一種「氧化改性蛋白質」。

隨著年齡增長，這種蛋白質不斷在人體內增加，這就是衡量衰老的指標。

另一方面，繼續給老鼠餵食少量食物（少食），觀察發現，「氧化改性蛋白質」的比例減少到年輕老鼠的水平。也就是說，上了年紀之後進行六分飽斷食的話，也可能延緩衰老。

由於限制食物，異常的衰老蛋白質被分解、排泄，其工作原理如下所述——

普通的健康成年人，可以使蛋白質的合成和分解保持平衡。

這種平衡叫「動態平衡」。

那麼，少食和斷食是如何分解和去除使人衰老的異常蛋白質的呢？

要知道，從外部攝取的食物越少，肝臟對蛋白質的分解就越強。

也就是說，當輸出超過輸入時，有害蛋白質就會被去除。

因為少食、斷食中斷了蛋白質的輸入，為了保持平衡，必須把衰老蛋白質分解、去除掉，所以發生了延緩衰老的現象。

5・日野原先生所傳遞的人生智慧

始終對過去保持感恩，始終對未知保持探索，始終對未來保持期待，選擇適合自己的健康生活方式，活出死亡。

一、始終對過去保持感恩

現實生活裡，我們為各種問題焦慮、抱怨：

之前的一個朋友已經做了大公司的高階，而你還在小公司拿著一般的薪資；

鄰居家的孩子已經進入了名校，而你家孩子成績卻差強人意；

之前看好的一套住宅，猶豫是否購買的時間，價格又漲到天上去了。

……

我們很多人都是這樣勞騷滿腹，我們很少感恩過去得到的，我們總是在抱怨生活沒給我們的。

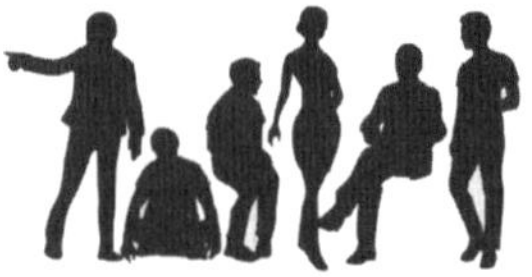

日野原先生說，他每天都會把身邊發生的正向的鼓舞人心的事情寫在日記裡，睡覺前會反覆回憶這些溫馨的畫面，他感恩生命中的每一天。

感恩是精神上的一種寶藏。

感恩的人更能發現這世上的美好。

就連生活裡的那些煩惱，甚至生命裡的劫難，都有它的另一種深意。

日野原重明說，自己準備退休那年遭遇了劫機，被解救後平安生還，他便把接下來的人生看作別人賦予的，認為只有快樂地度過，才對得起別人的付出。

此後，他每天一睜開眼都會盡全力去活，什麼事都想嘗試，身體也開始更多地動起來。

他101歲的時候這樣寫到：「能去各地巡迴演講，又能增加與美好相遇的機會，我由衷的感到滿足。」

一個人只想著美好的事情，只知道惜福，每天感恩生活，感恩遇見，並時常由衷的感到滿足。

那長壽便是自然而然的事。

二、始終對未知保持探索

日野原先生雖然經常坐飛機，但一直有懼高症。

每次搭高樓大廈的高速電梯，看到了外面的景色，他的腳就會立刻開始顫抖。

可是，在101歲這一年，他還挑戰了乘坐直升機在曼哈頓上空觀光旅遊。然而，他居然克服了懼高症。

102歲，他的第一本童話書問世，完成了他想當一名童話作家的夢想。

103歲，他在人生中第一次騎馬。

看到這些，相信大家都很敬佩並有所感慨，和這位100多歲的老人比起來，我們是不是有些慚愧呢？

我們總是說，我年紀大了，學新東西力不從心了……

或是，我年紀大了，學這些也派不上用場……

其實，只要永遠保持一顆探索嘗試的心，你就永遠不會老！

三、始終對未來保持期待

103歲時他寫到：「未來還有什麼樣的新式工具會成為我的新夥伴呢？一個神秘的、未知的世界正在我的眼前展開。」——真是「天真無邪」童言童語。

103歲，對未來的期望像個孩子。

104歲時，他暢想5年後東京將舉辦奧運會，他下定決心要以聖路加國際大學名譽理事長和聖路加國際醫院名譽院長的名義，為此「全力以赴，盡職盡責。」

一想到這些，他激情澎湃，全身充滿難以言狀的能量。

一個百歲老人每天都在期待未來，我們卻每天熬生活。

我們中很多人總是把「老了」、「不中用了」掛在嘴邊，這會成為拒絕接觸新事物的藉口，阻擋了自己終身學習、發掘潛能的可能。

再來看日野原醫生的一段話——

家中的庭院裡撒有一些妻子的骨灰，我想讓亡妻靜靜地安眠於此。以我的名字命名的深紅色玫瑰「緋紅日野」和以我妻子的名字命名的淡奶油色玫瑰「微笑靜子」，現在正在長野縣中野市的一本木公園裡盛開。

我想，接下來的日子，紫陽花會美麗的盛開。望見它綠色的花骨朵一天一天地膨脹，我期待花球綻放，色彩繽紛的那一天……

一個人的生命竟然可以是這樣的溫暖、從容、充滿期待，直到生命的最後一刻……「對未來始終保持期待之心」，這也是105歲的日野原先生送給大家的禮物。

四、選擇適合自己的健康生活方式

日野原重明從30歲至今一直維持著60公斤左右的體重。

他秘訣的頭一條就是健康飲食：每天早餐喝一杯果蔬汁，並在裡面放匙橄欖油，這種自製飲料既能穩定膽固醇，又能補充能量；然後再喝一杯加了大豆卵磷脂的牛奶，吃根香蕉，配杯咖啡。

他午餐飯量很小，只吃幾片餅乾及一杯牛奶。

晚飯相對豐盛，每週吃兩次沒有油花的牛排，其餘5天選擇魚類，再搭配一大盤蔬菜，如萵苣和花椰菜。

日野原重明強調，飲食上不用太苛刻，今天多吃一點，過幾天少吃一點就好。

但需要堅持的準則是，每餐比八分飽再少吃一點，而且要少吃甜食。

運動方面他從來不偷懶，盡量給自己多創造鍛鍊的機會，比如堅持不搭電梯，走路常兩步並成一步，每週堅持定時跑步等。

不過需要提醒的是，每個人體質不同、身體狀況差異也很大，應量力而為選擇真正適合自己的生活方式，並固定下來形成好習慣。

同時，他也領悟到——「醫生不只是要擋在疾病前面，更要有與患者一同承擔死亡、面對死亡的勇氣與感性。」

於是，他積極推廣安寧照護，陪伴沒有治癒希望的患者走完人生最後一程，給他們提供身、心、靈的全面照顧，讓他們安靜、有尊嚴地逝去。

他認為不怕老、不怕死，才能活出光彩。

我們要正視死亡來，因而要更加珍惜生命、珍愛健康，學會感恩，並獲得勇氣繼續前行。這就是我們可以從日野原先生學習到的生命力與人生真諦！

6．老了，也要接受挑戰，堅持向前

日野原重明在101歲的那年夏天，坐著直升機在曼哈頓上空觀光旅遊。

但很多人不知道，日野原重明其實相當懼高。每次乘坐高樓大廈的觀光電梯時，他絕不會朝著外面的方向站立。如果不小心朝向窗外，看到了外面的景色，他的腳就會立刻開始顫抖。

但是，年過一百，他決定接受新的挑戰，突破自己。

他鼓足勇氣，預約了直升機觀光的體驗。起初，觀光公司還以「乘坐人員最高年齡不超過99歲」這個理由拒絕了他的預約。但經過孩子們的再三懇求，最後日野

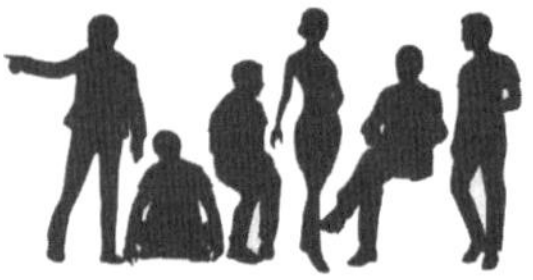

原重明如願擁有了這趟旅程。

直升機在曼哈頓上空飛行了15分鐘。從飛機上下來，日野原重明發現自己對這次航行產生了戀戀不捨之情，整個人因冒險和開心而心潮澎湃，一點也沒有往常那種懸著「一顆心」的感覺。

所以，很多時候，我們選擇咬咬牙邁出那一步，最後得到的結果可能會超乎我們的想象。至於日野原醫生對生活也有他自己的一套標準——

一、精緻生活，和多大年齡無關，要不辜負每一天

日野原重明是個精準生活的人。

按照常理，活到了104歲，大概會有什麼都不在乎的感覺。

但日野原重明哪怕上了年齡，也仍舊在意每天的舉止和生活禮儀，會時不時地像照鏡子那樣，檢查、反省自己。

他會在出門前留意穿衣搭配。根據季節變化和當天的心情，選擇相應的外套和領帶。尤其對西裝口袋巾（即口袋上的小手帕）的選擇，特別用心。

不僅講究花色，還講究口袋巾露出多少才最好看。他會在鏡子面前擺弄半天，努力讓口袋巾看起來更蓬鬆飽滿。

日野原重明說，他每天都反覆試驗不同的禮儀和風格，凸顯自身魅力，希望呈現一種令人信賴的風格，端端正正地站在別人面前。他堅持，這樣的努力，接觸的人也一定會更加善意地接受。

一個人越認真精緻地對待自己，他就會更具有飽滿的熱情面對這個世界。

不信你細想一下，那些對自己邋遢的人，是不是感覺整個人都消沉了？反之，那些精心對待自己著裝、儀態的人，他們的生活也更加熱氣騰騰。

「禮儀」從不只是舉止和禮貌，還代表一個人的做事方法、風格、作風。精緻生活，這才會不辜負生命的每一天。

二、餘生，順其自然，接受人生百態

日野原重明年邁後，身體不如以前。

經檢查發現，他以前就有的心臟主動脈瓣狹窄的情況有點惡化。為了保健長

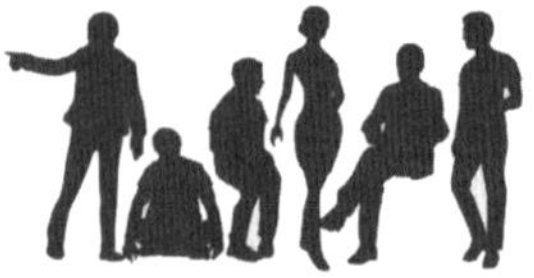

壽，也為了能更輕鬆地出門工作，日野原重明不得不用上輪椅。

剛開始日野原重明對輪椅很排斥。每當碰到熟人，都恨不得把自己的臉蒙起來，還常常會陷人沮喪情緒之中，嘆惜「身體若能再靈活一點該多好啊」。

後來，日野原重明開始嘗試正向思考。

他開始欣賞坐在輪椅上的風景。他發現，坐輪椅移動時，視線更靠近地面，他能捕捉到低處流動的風景。

慢慢地，日野原重明對生活的看法發生了改變，他接受了輪椅是保持長壽不可或缺的代步工具這個事實，他的心情輕鬆了不少。

順其自然，有的時候真的是最好的應對生活的方式。

就像有的老人，可能怎麼學都學不會智慧手機的操作，與其糾結在此，不如坦率地承認自己是老了。

「順其自然」是心靈不應被特定的事物所困擾，應如流水一般靜靜地流淌。當你開始「順其自然」，你會發現，生活真的沒有那麼糟糕。

很多時候，我們對生活感到失望。其實我們失望的不是這糟糕的生活，而是生活沒能讓我們如願。

但人生不如意十有八九，我們要學會接受不能如願的人生，把不如願的人生也過出春花一般的日子。

三、老了也要設立自己的目標

在很長一段時間裡，日野原重明本來一直以為在這世上應該不會有和他年齡相仿的人還在堅持工作。

直到有天，他在家中看報，看到了一位103歲的插畫畫家的故事。

根據文章介紹，畫家中一彌先生比日野原重明還年長8個月，但哪怕中一彌先生已經103歲，還在堅持為他的兒子寫的歷史小說畫插畫。

日野原重明還去找了這本歷史小說，發現插畫的畫作非常精美。那一刻，日野原重明心想「找到競爭對手了」。

其實，這不是日野原重明第一次給自己設立標竿了。

當他知道住在大阪的114歲的大川美佐緒女士是日本年齡最大的老人之後，他並沒有「真不可能活到那般年紀」的感覺，他反而設立了目標——像她一樣長壽。

雖然，現在我們知道了，日野原重明並沒有活到114歲，他只活到了105歲。但是這種設立標竿、讓生活更有目標的生活方式是我們需要借鑑的。

莎莉有段時間覺得自己生活得渾渾噩噩的。她很羨慕有位朋友的生活方式，於是參照她，在生活裡給自己設置了幾個小目標，比如每個月和朋友聚會兩次、每週運動3次、每天拍幾張照片……

果不其然，有了標竿後，她的生活變得有滋味了不少。

人生在世，就走一遭，用盡全力地活一次，你會發現，老了的生活反而會變得更充實。

四、只要為活著而活著才重要

日野原重明雖然希望長壽，但是他卻不恐懼死亡。

在他10歲那年，他就曾意識到「死亡」。

有天晚上，患有腎病的母親突然開始痙攣。那一刻，年幼的日野原重明突然感到不安，他害怕媽媽會死。

後來，醫生把媽媽的病治好了。日野原重明感嘆，原來醫學如此神奇。也正因此，他才下定決心要成為一名醫生。

日野原重明見證了很多人的離去，祖母、父親、母親，乃至許多的朋友。日野原重明雖有不捨，但也坦然接受。畢竟，死亡對每個人來說都是生命中不可避免之事。

為了更好地面對死亡，他多年堅持在小學舉辦「生命課堂」活動，目的是向10歲左右的孩子們傳授生命的寶貴。

因為只有意識到人類的生命會在某天終止，人們才會更加珍惜現在，才更明白活著的意義。

正如日野原重明所說的，「死亡總是圍繞在我身邊，如影隨形。因此，對我來說，每一分、每一秒，都只能用『寶藏』一詞來形容。」

——所以，不必刻意去尋找死亡，死亡自然會找上你。

7．死亡並不是生命的終結

日野原先生說，即使活到了105歲，對他來說，依然存在許多未知的自己，他無比興奮地期待與未知的自己相遇。

每個人都懷著對死亡的恐懼，但是死和生是不可分割的，沒有生就沒有死，沒有死就沒有生。

我們無法逃避死亡，但可以努力讓自己擁有的人生充滿璀璨的陽光，好好體會死和生互為一體的生活。

無論如何，都不要讓剩下的時間白白荒廢，要拼盡全力完成自己的使命。

作為醫生，他目睹了很多人的死亡，也深刻體會到：死亡不是生命的終止，而是生命另一種新的開始。

人死後並不會煙消雲散，並不會從生者生命中徹底消失；相反地，通過時時追憶，他們會以更為深刻的方式鐫刻在我們的生命裡。

日野原先生80歲時曾寫下了一段人生感悟，說自己一直在為尋找人生的指南針而活著。

100歲以後，他說自己才深刻體會到，只探索了生命中的某一部分，其實對自己還是一知半解。

回想起來，自己80歲的時候還真是可愛呢！

有一次，有人問他，活到了105歲了，會不會怕死呢？

日野原醫生說，當然怕死了！僅僅被這麼一問都覺得好害怕。每個清晨醒來發現自己還活著，就會發自內心感到喜悅。

他告訴我們年輕人要活出真實的自己，不用在乎那些身外之物、也不被別人的任何評價左右。運用上天賦予的能力，積極利用現在所處的環境，去做那些自己應該做的事情。

正因為活著，才能開始新的一天；正因為活著，才能有不期而至的邂逅。

永遠要記住：珍惜那個為了理想而努力活下去的自己、珍惜那個為了夢想而不懈奮鬥的自己！

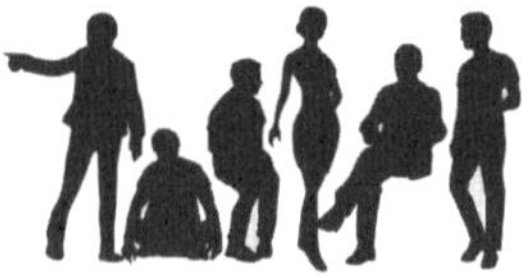

8・愛是人類永恆的主題

從古至今，愛是人類永恆的主題——也是生存的意義之所在。人不能脫離關係而獨立存在，愛與被愛都是幸福的。

日野原先生告訴我們無論發生什麼狀況，都先要問自己——我是否擁有一顆溫暖柔軟的心！

同時也能接受逆境的考驗，接受現實的考驗，無論是通過自己的努力改變了的，還是即使努力了也不能改變的考驗。不過，還是要做一個真心待人接物、和善的人。

一切都是上天的安排，我們要懷有這樣的信念，在無法改變的現實中，活出真實的自己！

當被問到家庭意味著什麼？

他回答：家庭就是一起圍著吃飯。

多麼充滿煙火氣的回答啊。有多少家庭一家人不能圍坐在一起吃飯，能坐在一起吃飯，這本身就是一件了不起的事情。

對於如何看待朋友？先生說，真正的朋友是會祝福我一切都好的人。能為他人祝願，說明他記掛著對方，把對方當作自己一樣去關愛。

無論彼此境遇如何變化，即使多年未見、即使多年沒有聯絡，但依然會把你的事情當作他自己的事情，對你忍受的痛苦感同深受，為你真心祝願。如果有這樣的朋友，不管遭遇怎樣的人生，你心裡也會覺得有力量。

那麼愛到底是什麼？

所謂愛，就是人之所以生存的終極目的。沒有愛，人是無法生存的。

9．遇見未知的自己

人終其一生都是為了更好的了解自己，認識自己。

日野原先生在生活中不僅注重飲食和生活習慣，對美容也很上心。

二〇一六年，104歲的日野原先生，還在嘗試祛斑治療，重視自己的容貌。

他說，與過去的那個自己說再見，不要輕易說「我就是這樣做事的」或者「我就是這樣的性格」；相反，不設限地去嘗試，每天才能發現新的自己。

不管是小事還是大事，亦或是疾病與逆境，我們也有機會去發現未知的自己。

很多只有四、五十歲的人，人生只過了一半，可卻處處設限，覺得自己什麼也做不好，就是在混日子。雖然對人生充滿了無奈，但卻不想改變，也不願去改變。

日野原先生一生都在挑戰各種新的事物，作為醫生的他，上了年紀又開始學畫畫，結交新朋友，嘗試各種新的愛好。

他說開始新事物的好處是，無論哪個年齡階段都能發現那個未知的自己。

二〇一七年7月18日上午6時30分左右，日野原重明先生以105歲10個月的高齡，結束了他在人世間的漫長旅途。

無論你多大年齡，無論你處於困境還是順境中，日野原先生的話都能夠帶給你溫暖——

「奉獻、利他、不設限、發現那個了不起的自己。」

另外，他還留給世人七項建議——

一、別在65歲前退休。

二、多爬樓梯、規律運動。

三、主餐要魚肉和蔬菜。

四、找出讓自己忙碌的事。

五、別死守原則。

六、別盡信醫生。

七、培養欣賞藝術之美。

這是105歲的日野原先生的人生智慧，也是他給我們的溫馨提示。也希望在漫漫人生路上，我們都可以做到奉獻、利他、不設限、從而發現那個了不起的自己。

第五章

101歲摩西奶奶是藝術美術界的傳奇

摩西奶奶是大家對安娜・瑪麗・羅伯遜・摩西的暱稱，美國著名原始派畫家。她77歲開始畫畫，80歲開個展，享年101歲，在晚年成為美國最多產的畫家之一，留下一千六百多幅畫，她登上過《時代》、《生活》雜誌的封面，作品在MOMA展覽，被大都會博物館和白宮收藏，個人展覽從美國開到巴黎、倫敦。摩西奶奶逝世之後，美國郵政特地為她發行郵票。

1・從家庭主婦走出來的天才畫家

「任何人都可以作畫，任何年齡的人都可以作畫。」

——摩西奶奶

摩西奶奶（Grandma Moses 一八六〇～一九六一）是安娜・瑪麗・羅伯遜・摩西的流行暱稱，她出生於紐約州格林威治村的一個農場，是一個貧窮農夫的女兒，十個孩子中排行第三。她從來沒有機會進入美術學校學習，只是從12歲開始在附近農場的富裕人家做女傭，一成不變的度過了15年。一八八七年，27歲的她嫁給湯馬斯．摩西。他也是農場工人。過了幾年，一家人回到紐約北部，在距離安娜．瑪麗出生地不遠的鷹橋鎮買下了農場，此後的日子都生活在那裡。

閒暇時間，她喜歡用精紡羊毛刺繡，以描繪鄉村景色為樂。這種「從看似沒有價值的生活中提取出繪畫素材」的能力，為她晚年蜚聲國際打下了堅實的基礎。

露西．利帕德在一九七八年把這種現象定義為女性美學的「愛好藝術」。

像她母親一樣，摩西太太也生了10個孩子，不過其中5個早夭。她的雙手被擦地板、擠牛奶、裝蔬菜罐頭等瑣事佔據。未受過系統繪畫訓練的她，58歲的時候在壁爐遮板上留下了第一幅作品，受到大家的讚揚，這讓她興趣大增。

之後，她偶爾會在折疊桌的板子上創作一些風景畫。直到76歲因關節炎不得不放棄刺繡，開始繪畫，從此正式開啟了繪畫生涯。

在自己的農場，摩西奶奶經常拿著畫筆到處走走停停，描繪著身邊發生的一切景象，不僅如此，人們經常在一些鄉村展覽會和義賣會等活動上看到她的身影。像

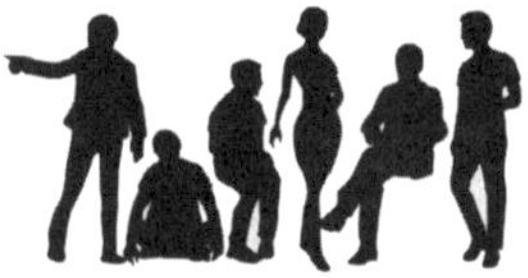

所有藝術家一樣，她也希望作品能得到更多人的認可。事情開始的時候往往不盡如人意，她的果醬和黃油曾在博覽會上獲獎，畫作卻沒有。

然而，像所有真正喜歡繪畫的人們一樣，摩西奶奶並沒有對繪畫失去信心，仍然樂此不疲。終於，她的付出得到了回報——

在她78歲的那個復活節，一位旅行藝術收藏家 Louis J. Cal - dor 在胡希克佛斯小鎮的一家雜貨店發現了她的畫，被深深吸引全部買下。他想幫助摩西奶奶，將其作品帶到紐約的畫廊，這些畫引起畫商奧托．卡里爾的注意。摩西奶奶的畫被掛到卡里爾的畫廊，從而卡里爾將摩西介紹到藝術界。

摩西奶奶的質樸誠實，以及豐富多彩的晚年生活，無疑是解除冷戰時代人們焦慮症的一劑良藥。真正讓她在美國家喻戶曉的，是在一九四〇年吉姆貝爾斯百貨公司組織的「感恩節慶典」上，摩西奶奶極度成功的公開演講，並因此得到杜魯門總統的欣賞。在政府部分與媒體的大力推廣之下，摩西奶奶成了當時著名的藝術家。一九六一年，101歲的摩西奶奶逝世，甘迺迪總統授予其受歡迎藝術家榮譽。

2．摩西奶奶的藝術

摩西奶奶整個藝術生涯，從一九一八年直至一九六一年去世，分為三個時期：早期刺繡畫、成熟期鄉村風俗畫，後期返歸稚拙之純真。

摩西奶奶早期的風格是個性和寫實的原始藝術，以刺繡畫形式表達，但這個過程並沒有持續太久。

摩西奶奶在後來的創作中，刻意捨棄了傳統的常規透視，以達到她所追求的畫面藝術效果。我們可以清晰地發現這一時期她是怎樣對藝術進行實驗摸索，把針線方式轉移到繪畫上。她改變傳統混合色彩的繪畫方式，變化為並列平塗色彩，就像針線製作方法。她豐富的生活經驗和和對風景敏銳的觀察，造就了這種不同於傳統的繪畫技法。

這個時期，摩西被更多的人所熟知，開始正式的繪畫藝術生涯，進入成熟期鄉村風俗畫階段。

她的畫面稚拙、純真，觸碰人心靈上的柔軟。這種沒有經過訓練產生的稚拙味道，更像是大自然的恩賜，沒有了準則，反而更加真實。另外，摩西奶奶對同一題材進行了反覆的創作。有不同季節的、大小變化的不同版本。

以燃燒的特洛伊為題材的兩幅作品，是摩西奶奶早期繪畫和成熟期的分界點。報紙上報導的作品與她的前期作品對照，可以明顯看出對報紙圖片的模仿和借鑑。

對比《一八六二年燃燒的特洛伊》，是摩西奶奶步入繪畫成熟期的作品，向我們展示了畫家前後兩個時期藝術上的成長。畫面空間的把控上更加清晰明確，河堤兩側的變化更加真實富有變化。全景與局面的對比，這種擴大的視覺效果，使觀者對畫面內容既有直觀的理解，又暗藏著些許不為人知的隱喻意味，增加了畫面的歷史性，摩西奶奶這一階段的繪畫風格是對早期風格的延續和加強。通過更多繪畫方式的實驗，從而得到僅憑觀察和記憶無法獲取的繪畫經驗。

到了二十世紀的後半期（一九六〇～一九六一年代），藝術界稱她為「返璞歸真」的時期。這一時期的摩西奶奶已經走到歲月的盡頭，出於熱愛依然沒有放下手中的畫筆。心理學有種說法，老年人會在這一階段有另一個「童年期」，倘若主觀性地接受和認識這一時期，它會將人帶到另一個新層面。現代心理學認為，老年人的精神特色多表現在智慧和仁愛上，在這一時期裡，摩西奶奶的繪畫展現出更多生命的活力與價值，畫面純真美好、天真活潑，我們可以明顯感受畫面洋溢著對鄉村生活的熱愛和一顆純真的童心。

摩西奶奶一百歲時，應邀為兒童詩《聖誕前夜》做畫。這組畫的色彩明亮華麗，近乎以一種夢幻般繪畫形式來表達。《等待聖誕老人》中，寂靜的夜晚天空上掛著月亮和無數的星星，房間傢俱的擺放顯得雜亂無章，似乎沒什麼關聯。但是整體畫面卻顯得無比和諧，似乎它們正應該出現在此處。孩子們睡在床上帶著笑容，好像在竊竊私語著，迫不及待想像聖誕老人帶給他們神秘的驚喜……

世界上，能真正感受到快樂的有兩種人「一種是天真浪漫的兒童，另外一種是經過歲月沉澱的老者。孩子剛來到這個世界，對一切的感官都是新的，活潑開朗的特點是天性，而老者的快樂是有生活閱歷後的超脫釋然。

對於摩西奶奶而言，繪畫不只是單純地回憶兒時的快樂時光，而是用自己獨特的繪畫語言，描述兒童稚嫩純真的心靈所感受到的美麗世界，更是對藝術本質回歸稚拙的追求，是藝術家本人歷經百年對人生的體會和對生命的嚮往。欣賞摩西奶奶的作品就像品陳年老酒，被她的畫筆帶入其中，去慢慢體會醇厚的歲月沉澱及意猶未盡的餘香。

3・摩西奶奶作品中的稚拙之美

稚拙是一種美的形式，跟古典美、具象美、抽象美等等一樣，是眾多美的形式中的一種。當我們在欣賞一些繪畫作品時，從畫面中感受到獨特的、原始的、粗獷的美，即稚拙美。

藝術發展進程中，不論是讓・迪比費稱兒童藝術為「原生態藝術」、畢卡索學習稚拙、米羅借鑑兒童繪畫，都能感受到稚拙美存在的重要地位。

稚拙在藝術家中受歡迎的原因是：童年是人類最初的階段，很多畫家和藝術家在晚年喜歡回憶從前，追憶孩童時期真誠、天真浪漫的情感，這種經歷過人生風風雨雨後表現出的「彩虹」，尤能引起多數人的情感共鳴。真誠的藝術情感也是稚拙美中最重要的內容，搭起人與人之間信任的橋樑。

摩西奶奶曾說過一句話：「繪畫並不是重要的，重要的是保持充實。不是我選擇了繪畫，而是繪畫選擇了我。假如繪畫至今，我依舊默默無聞，我想現在的我依舊會過著繪畫的平靜日子。在繪畫之初，我未幻想過成功，當成功的機遇撞上我，我也依然過著繪畫的平靜日子。」這便是摩西奶奶作為一位藝術家的可貴之處，她完全遵從自己真誠的內心和自我的情感，自然而然，榮辱不驚……

摩西奶奶筆下的作品有幾個重要的特點：人物造型簡約、構圖自然隨意、色彩明亮歡快。《舊時光》的繪畫構圖和畫面安排看上去是無序的，或者說這種構圖實際上是自然的。正是這種無序的畫面和稚拙的造型，恰巧給予人們遐想的空間。沒有透視的房子，各種明亮的裝飾，加上簡單平面的人物形象等等，使稚拙繪畫的世界變得更加吸引人。

《彩虹》是摩西奶奶最後的一幅作品，完成於一九六一年6月，那時她的身體因為過度勞累而變得異常虛弱。這幅作品作為畫家世界觀的縮影，表現了她的「老年生活方式」。運用了自由的藝術手法和同樣清新明亮的色彩，畫面描繪了一個人與自然和諧相處的畫面——天氣晴朗的早晨，周圍是大片的田園，剛剛開始一天的勞作，有人除草、有人收農作物、還有人在趕馬車，人們交談著，互相寒暄和問候，不遠處的天空中悄悄掛起了絢麗的彩虹。這樣一幅淳樸和諧、歡快美麗的鄉村風俗生活景象躍然紙上了，就像兒童故事裡的童話世界再現一般！

4．摩西奶奶給我們的信——

今年，我一百歲了，趨近於人生盡頭。回顧我的一生，在八十歲前，一直默默無聞，過著平靜的生活。八十歲後，未能預知的因緣際會，將我的繪畫事業推向了巔峰，隨之帶來的效應，便是我成了所有美國人都耳熟能詳的大器晚成的畫家——人生真是奇妙。

我的老伴已離去多年，自己的孩子也依次被我送走，我的同齡人也一個個離開了我。我覺得自己越活越年輕了，越來越喜歡與年輕的曾孫輩們一起玩，他們累了、倦了，便喜歡圍坐在我身旁，不嫌曾祖母絮叨，聽我說些老掉牙的人生感悟。

有人問，你為什麼在年老時選擇了繪畫，是認為自己在畫畫方面有成功的可能嗎？我的生活圈從未離開過農場，曾是個從未見過大世面的貧窮農夫的女兒、農場工人的妻子。在繪畫前，我以刺繡為主業，後因關節炎不得不放棄刺繡，拿起畫筆開始繪畫，假如我不繪畫的話，或許我也會養雞。

繪畫並不是重要的，重要的是保持充實。不是我選擇了繪畫，而是繪畫選擇了我。假如繪畫至今，我依舊默默無聞，我想現在的我依舊會過著繪畫的平靜日子。繪畫之初，我未幻想過成功，當成功的機遇撞上了我，我也依然過著繪畫的平靜日子。正如在曾孫輩眼裡，今天的我依舊只是愛絮叨的曾祖母。

有一位年輕人來信，說他自己迷茫困惑，猶豫要不要放棄穩定工作做自己喜歡的事情？

我回答說——人的一生，能找到自己喜歡的事情是幸運的。有自己真興趣的人，才會生活得有趣，才可能成為一個有意思的人兒。當你不計功利地全身心做一件事情時，投入時的愉悅、成就感，便是最大的收穫與褒獎。正如寫作是寫作的目的，繪畫是繪畫的讚賞。今年我一百歲了，我往回看，我的一生好像是一天，但這一天裡我是盡力開心、滿足的，我不知道怎樣的生活更美好，我能做的只是盡力接納生活賦予我的，讓每一個當下完好無損。

七歲的曾孫女，有一次抬頭問，我可以像曾祖母一樣開始繪畫嗎？現在開始還來得及嗎？我將她擁入懷裡，摩挲著她的頭髮，緊握著她的小手，注視著她，認真回答——任何人都可以作畫，任何年齡的人都可以作畫。

這就像人人都可以說話一樣，人人也都可以選擇繪畫這種認知及表達世界的方式，不喜歡繪畫的人，可以選擇寫作、歌唱或是舞蹈等，重要的是找到適合自己的道路，尋找到你心甘情願為之付出時間與精力，願意終生喜愛並堅持的事業。

人之一生，行之匆匆，回望過去，日子過得比想像的還要快。年輕時，愛暢想未來，到遙遠的地方尋找未來，以為憑藉努力可以改善一切，得到自己想要的。不到幾年光景，年齡的緊迫感與生活的壓力撲面而來，我們無一倖免地被捲入殘酷生活的洪流，接受風吹雨打。

今年我一百歲了，我的孩子們，我多想護你們一世安穩，歲月靜好，然我知道是不能的。我所希冀的是，你們能找到自己真正喜愛的事情，尋覓到一個志同道合的愛侶，孕育那麼一兩個小生命，淡定從容地過好每一天。

我的孩子們，投身於自己真正喜愛的事情時的專注與成就感，足以潤色柴米油鹽醬醋茶這些瑣碎日常生活帶來的厭倦與枯燥，足以讓你在家庭生活中不過分依賴，保留獨屬於自己的一片小天地。

尋覓到一個懂你愛你的伴侶，兩個人組成的小小世界，便足以抵擋世間所有的堅硬，在面對生活的磨礪與殘酷時，不覺得孤苦，不會崩潰。孕育小生命的過程，會感覺到生命的奇蹟，會獲得從所未有的力量，當一雙小手緊抓著你時，完全的被依賴與信任會讓你感受到自我的強大，實現自我蛻變式的成長。

人生並不容易，當年華漸長，色衰體弱，我的孩子們，我希望你們回顧一生，會因自己真切地活過而感到坦然，淡定從容地過好餘生，直至面對死亡。

〔結語〕

繪畫對摩西奶奶來說，是源於她的喜愛，這跟生活沒什麼兩樣，而且做這件事情能讓感到她無比的快樂。藝術要回歸生活本源，生活本源就是生活本身、生活的實質。摩西奶奶對於生活本源的理解就像她的畫一樣，58歲開始繪畫、做自己真正喜愛的、堅持繪畫就是生活。

馬蒂斯說過，藝術來源於生活，藝術家想要創造偉大的藝術，應該熱愛萬物、熱愛生活，這樣才能擁有源源不斷的創作源泉，作品才能充滿純真的氣息。

5．摩西奶奶的38句療癒人心的名言

摩西奶奶大器晚成，在她的晚年成為美國著名和最多產的原始派畫家之一，她對自己瞭如指掌的農場生活描繪可謂駕輕就熟。

摩西奶奶的38句經典語錄，每一句都暖心，值得你一讀再讀——

（1）每個人的心就好像一個空杯子，你往裡傾倒什麼，你的人生就是什麼。

（2）要有遵從自己內心和直覺的魄力和勇氣，因為內心真正的聲音，才是你由衷地呼喊。

（3）真正地愛自己，就是接納「真實」的自己，與生命中所有的缺憾和解。

（4）對於我而言，對人生的要求其實很簡單，能夠始終保持快樂的心情，去做自己喜歡做的事情，就是莫大的幸福。

（5）不要懼怕未知的明天，找到自己喜歡做的事情，並且堅持做下去，從中獲得樂趣，這樣的人生自然是美好而愉悅的。

（6）我從不相信命運，不相信什麼所謂的（天生）注定了的安排，我不相信一切悲觀的、消沉的話語和論調。我只相信簡單的生活、快樂的心性，還有堅持不放棄的執著精神。

（7）真的要學會放下自己，嘗試著改變自己的內心，讓自己聽從內心真正的聲音，做出應該做的正確決定，這個決定無關財富、無關社會地位，它只與你的真誠相連，只是你內心真正聲音的一種回應。

（8）生活是我們自己所創造的，並且只能由我們自己去創造——永遠如此，不會更改。

（9）人生永遠沒有太晚的開始，做你喜歡的事，上帝會高興地幫你打開成功之門，哪怕你現在已經80歲了。

（10）你有你的路，我有我的路。至於——適當的路、正確的路和唯一的路，這樣的路，並不存在。

（11）我歌唱著，忘卻了所有的喧嘩。

（12）有些路，走的人多了，似乎平坦，而有些路，罕無人跡，充滿未知。有些路你不走下去，永遠不知道它有多美。

（13）世界很小，請帶著你的夢想一起奔跑；世界很大，請帶著你的堅持一起抵抗。

（14）夢想不是用來自我標榜的，也不是用來說空話的，而是用來實現的。

（15）唯願歲月靜好，內心從容。

（16）「害怕來不及」不能成為不作為的藉口。

（17）內心的掙扎，到選定結果的那刻，都會變成堅定。

（18）倘若一時受挫或失敗，你可以允許自己焦慮、煩悶……時間到了，便可以收拾情緒，重新出發了。

（19）不要著急，最好的總會在最不經意的時候出現。

（20）你最願意做的那件事，才是你真正的天賦所在。

（21）你要去相信，時光且長，你終將長成自己想要的模樣，擁抱獨屬於你的未來。

（22）當你選定一條路，另一條路的風景便與你無關。

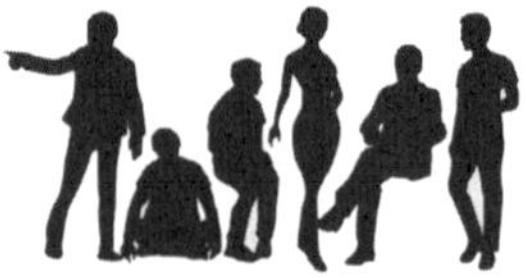

（23）有人總說：已經晚了。實際上，現在就是最好的時光。對於一個真正有所追求的人來說，生命的每個時期都是年輕的、及時的。

（24）願你永不曾經歷滄桑，淡然處世，波瀾不驚。

（25）真正地愛自己，不是去犧牲掉所有的時間和精力，去打拼什麼輝煌的未來，而是在當下，努力去做自己喜歡做的和有趣的事情，讓自己的內心充盈著喜悅，讓現在的每一天，都以自己喜愛的方式度過。

（26）生活是我們創造的，一直是，永遠都是。

（27）世界上，最公平和最不公平的，都是時間。別人偷不走它，而你卻也留不住它。你擁有了它，卻不能改變它。

（28）不管幸與不幸，都不要為自己的人生設限，以免阻擋了生命的陽光。

（29）我們要學習知足，學習與自己比，今天過得比昨天好，就值得歡喜了。

（30）陪伴是最好的愛，可以抵擋世間所有的堅硬，溫暖生命所有的歲月。

（31）一個人如果不去挖掘自己的潛能，它就會自行消失。

（32）許多人不甘於平凡，但平凡並非平庸。

（33）有些路，走的人多了，似乎平坦，而有些路，罕無人跡，充滿未知，有些路，你不走下去，永遠不知道它有多美。

（34）真正愛自己，不是去犧牲掉所有的時間和精力，去打拼什麼輝煌的未來，而是在當下！

（35）我們常常因為手抱月亮，而錯過了整片星空。

（36）愛自己就一定要認清楚自己，不要抬高自己，也不要看低自己。

（37）做你自己最願意做的那件事，那才是你真正的天賦。

（38）世界上最公平的、最不公平的都是時間。別人偷不走它，你也留不住它，你擁有它，卻無法改變它……

——由以上這38句療癒人心的名言，可以看出摩西奶奶不但是藝術界的美術大師級人物，也是一位十分睿智的人生哲學家。

第六章

創造華麗人生的長壽基因

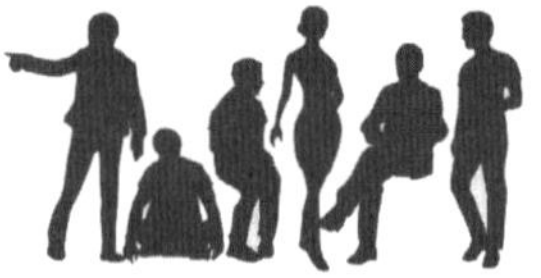

1．87歲的美國奶奶一句話，點醒千千萬萬人

有位美國老太太說了句話，讓全世界的人們奉為至理名言——

我們不是因為年老而停止玩樂，而是因為停止玩樂才會變老！

這位老太太叫蘿絲，很喜歡學習，終於她在八十七歲那年如願以償獲得大學錄取通知書。開學第一天，教授要求這群新生自我介紹後，都要去認識一位新朋友。

蘿絲看到了一位年輕的小帥哥，她輕輕地拍了拍對方的肩膀。

蘿絲說：「嗨！帥哥！我是蘿絲，今年87歲，可以抱你一下嗎？」

帥哥有些詫異也有些受寵若驚：「當然可以。」

帥哥半開玩笑地問：「你還這麼『年輕』，怎麼就來念大學？」

蘿絲十分了解這種美式幽默，回答道：「喔！我準備來這裡釣個金龜婿，然後生幾個小孩，退休後再去環遊世界。」

一個學年下來，幽默開朗的蘿絲成了學校的風雲人物，她不論到哪裡都很容易和大家結成朋友。雖然年齡不小，但她總是會把自己打扮得漂漂亮亮，滿面春光。

學期結束時，學校邀請這位「年輕」的學生為大家演講，而那場演講讓很多人終生難忘。當主持人介紹完，蘿絲準備要開始演講時，手上的講稿不小心滑落在地上，有幾秒鐘時間她顯得有點懊惱和靦腆，不過隨後對著麥克風淡淡地說：

「真的很抱歉，我最近老是會掉東西，剛剛要上臺時我本來想喝杯啤酒壯膽，卻喝到了威士忌，沒想到那玩意簡直要了我的老命，看來我是記不得原先要講的內容了，那麼我就來說說我最熟悉的一些事情吧！」

在大家的笑聲中，蘿絲說出了那句轟動全世界的名言：

——「我們不是因為年老而停止玩樂，而是因為停止玩樂才會變老。」

只有一種秘訣讓人青春永駐、永遠快樂，那就是必須讓自己笑口常開，保持幽默與風趣，還要時時懷抱夢想。當一個人失去夢想時，生活就會變得黯淡無光。

變老和長大之間有很大的差別，任何人都會變老，但不一定每個人都會長大。長大的意思是——你必須不斷在蛻變中找尋成長的機會而善加利用！

要活得無怨無悔：上了年紀的人，通常不會因做過的事後悔；卻常因在年輕時，未曾去做自己想做的事而遺憾。只有心懷悔恨的人，會恐懼死亡。

一、玩樂＝娛樂＋追夢

蘿絲是說，「玩樂」對於生命的任何階段來說都是極其重要的。我們不用相互競爭，只是回歸「玩樂」最純粹的本質。

這種「玩樂」並非簡單的玩耍，而是正確地娛樂和追逐夢想。

正確地娛樂可以幫助我們釋放壓力，也可以刺激想像力，讓我們更易變通，保持樂觀的心態，更好地面對生活，更健康長壽。

追逐夢想可以滿足我們的成就感，讓我們保持進步，永遠保持青春活力！

二、培養興趣愛好

英國哲學家羅素曾說過：「強烈的愛好使我免於衰老。」中高齡的朋友要想「玩樂」得更好就需要培養一兩項興趣愛好。興趣廣泛，活動安排充實，你能從中感到自己仍然是精力旺盛，絲毫沒有衰老之感。

生命是一段漫長的旅程，關鍵在於能否自尋樂趣，為生命歸途中增光添色。中高齡人士們要學會在庸常平凡的生活中找到一些屬於自己的愛好，使興趣有所寄託，想方設法把晚年的日子過得更充實、更快活、更圓滿。

三、攝影，讓大腦老得慢

中高齡人參與攝影，能活動筋骨、鍛鍊身體，親近大自然、呼吸新鮮空氣。還能在攝影活動中交到很多志同道合的朋友，充實生活，一舉多得。尤其是今天的攝影並不需要花大成本，現代的多功能手機，一機就有許許多多的不同功能，尤其是照相方面，不僅可以調整顏色也可剪裁十分方便！

四、唱歌，使人心情舒暢

唱歌時一呼一吸，能鍛鍊人的心肺功能；唱歌要記住歌詞，可使大腦得到鍛鍊；唱歌還能使人心情舒暢，消除孤獨感、寂寞感，有助於健全中老年人的心理，減緩精神與智力的老化。

五、跳舞，忘掉一切煩惱

跳舞是一項有氧運動，只要跳得合理，身體越跳越健康。每天和舞友們在熟悉的音樂中盡情舞蹈，不僅能忘掉一切煩惱，愉悅身心，還能避免抑鬱症和老年癡呆症。跳舞的人還會打扮自己，保養皮膚，保持身材，穿漂亮的衣服，讓整個人看上去更加年輕。

六、書畫，有助修身養性

書法繪畫是很有講究的，需要靜下心來，慢慢琢磨研究，很適合退休的朋友。更重要的是，這些都是學習型的活動，能讓人思考，鍛鍊大腦。刀不磨要生鏽，腦不用會落後，人要活到老學到老，這樣才不怕老，不會老。

七、手工，活動手腦不癡呆

美食雕花、剪紙、十字繡等手工活，看上去很「沒用」，但剛好是這種「無用」，能讓我們純粹為了喜好而去做，更能享受它們帶給我們的樂趣。

並且手工活不僅手眼腦並用，讓腦力更加活泛，減少癡呆的可能，而且每完成一幅作品，都能產生很大的成就感，提高自信心。

八、旅遊，開闊視野和心胸

讀萬卷書不如行萬里路。中老年人在旅遊的過程中，可以欣賞美麗風景，親身體驗風俗民情，不僅增長見識，還開闊了眼界。

眼界開闊了，心胸也會寬廣起來，不再計較得失，忘記煩惱和不愉快，這樣的人怎會容易老去？

2・89歲傳奇女編輯的獨身生活——泰酷辣！

「泰酷辣」這句話出自饒舌歌手小鬼王琳凱演唱會的一句話：「我覺得事情太酷啦！——我是一個特別固執的人，我從來不會在意別人說我什麼、叫我做什麼……」之後，一票年輕人就把「泰酷辣（太酷啦）」形容一個很酷的人或一件很酷的事！

戴安娜・阿西爾是一位頗具傳奇色彩的英國傑出女編輯，挖掘了諾貝爾文學獎得主V.S. 奈保爾等大作家，獲得過英國科斯塔圖書獎、美國國家圖書評論獎等多個獎項。

她們家的女性都有長壽基因，她活到102歲。《暮色將盡》是在89歲時寫的一本老年手記，那個時候她依然狀態良好。她一生未婚未育，在書中能談論起自己的獨身老年生活，毫不避諱地談論自己對於愛情、激情、親密關係、獨身生活、老年的興趣愛好。以下是這位魅力「泰酷辣」寫下的經典，都是誠懇人生的真心話。

一、心理上的年輕

老了，就多和年輕人在一起——

「和年輕人在一起的好處，不僅在於他們能激發感情，你能觀察他們生活的趣味所在，而且，只要他們在你身邊，就會產生一種反作用力，足以抵消老年生活中令人不快的因素。僅僅因為自己正在逐漸變糟，我們就傾向於確信一切都變得不好，越來越不能做喜歡的事情，聽的越來越少，看的越來越少，吃的越來越少，受傷越來越多，朋友逐一死去，明白自己也將不久於人世……

「所以，也許這不足為奇，我們確實很容易滑入生活的悲觀主義，但這種狀態實在很無聊，而且讓沉悶的最後時日更加沉悶。但反過來想，如果我們能突破自己感知的局限，知道有些人的生活才剛剛開始，對他們來說前面的路很長，充滿了誰知道會怎樣的未來，這就是一個提醒。

「實際上，這真的能讓我們再次感受，並意識到自己並不是朝著虛無延伸的黑色細線末端的小點，而是生命這條寬闊多彩河流的一部分。這條河流，充滿了開端、成熟、腐朽和新生，我們是其中的一部分，我們的死亡也是其中的一部分，如同孩子們的青春一樣，所以在還能夠體會這一切之時，別浪費時間生悶氣了！如果足夠幸運，像我這樣能時不時和年輕人有近距離接觸，堅持這種觀念就會變得更加容易，就像一個人面對著即將趕上他的人們一樣，像面對一面鏡子。

「人永遠反射在別人眼裡，我們到底是傻、還是理性？愚笨、還是聰明？好、還是壞？缺乏吸引力、還是富有性感魅力？……我們從未停止感知，哪怕是最輕微的反應，就算不主動尋求這些問題的答案，也會因無意獲取的信息而鬱悶或開心；在極端情形下，甚至被摧毀或拯救。

「所以，當你老了，一個心愛的孩子偶然過來看看你，好像他覺得（就算是誤會！）你又聰明又善良，這是多好的祝福啊。這樣短暫的一瞬，也許並不能延續你的聰明或善良，就像按摩療法，儘管不能治病，但一兩小時後確實會讓你感覺好很多，甚至覺得這非常值得。」

二、有日出就有日落

我們不怕死，我們只是怕死亡的過程——

「當死亡近在眼前，這話變得令人毛骨悚然地真切。我的母親並不害怕自己死掉，但當她因心絞痛而無法呼吸時，她真的很害怕。我也不怕她死掉，可我非常害怕她走向死亡的這個過程。

「我們非常清楚，生命是依照生物規律而不是個體規律運作的，個體出生、長大、生兒育女、凋零死亡讓位給後來者。不管人類做著怎樣的白日夢，也無法幸免這樣的命運。當然，我們想要盡力延長凋零過程，以至於有時候凋零甚至比成長所經歷的時間還長，因此，在這一過程中會遭遇什麼，如何能盡力過好這一凋零的時光，確實值得深思。

「現在有這麼多關於保持青春、健康不老的書，還有更多有關生兒育女詳盡的、實驗性的經驗分享，但有關凋零的記錄卻不多見。我們都會想要盡力延長凋零的過程，以至於有時候凋零——甚至比成長所經歷的時間還長。

三、生理上的成熟

性從我的生命裡逐漸退漸，帶來另一重大影響，就是我發現其他事情變得越來越有意思——

「相較於年輕男性，性淹沒年輕女性個性的情況更甚，因為性對她們的消耗遠多於男性。我曾竭力去相信性對不同性別影響的差異主要是源於社會影響，但最後我無法相信這種解釋。社會影響僅僅強調了這種差異，其核心還是基於生物學中不同性別的功能。

「從身體角度來看，男人實施了性行為後轉身就走，似乎沒什麼問題；但女人卻不同，每次性行為都蘊含改變她一生命運的潛力。他只是簡單地激活了生命體；她卻必須以自己的身體來構建、孕育這個生命，不管自己喜歡與否，她已經和這個生命綁在了一起。如果你反駁說現在有避孕藥了，女人的這種責任已經可以避免，這種反駁沒有意義。

「是的，我不否認現代女人確實能防範懷孕，但這是通過化學猛藥干預了身體的自然法則。上天精心設計為孕育後代而存在的女人，要經過多少代的努力，才能從身體的天命所帶來的精神桎梏中解脫？不管吞一個小藥片多麼簡單，都一樣，女性甚至可能永遠都達不到精神的自由境界。人的個性到底多少由化學成分決定，現在還不得而知，但毫無疑問化學成分肯定會起一定作用。

「正因為如此，在身體活躍的高峰時節，女人的自我常常泯滅於性活動之中，很多人到了中年以後才慢慢找到性以外的自我存在，有些人永遠都找不到，我很久前就開始思考有關自我的問題，思考未能結婚、沒有孩子對我產生的影響，但這種反思的清晰程度，與我在性欲完全衰退的反思相比，就差遠了。我的無神論信仰也是如此，隨著時間的流逝，這種信仰變得越來越堅定。」

四、只要坦然面對

討論晚年時，往往會令人很躊躇——

「因為既不想讓別人也不想讓自己太消沉，因此會傾向於關注晚年生活更令人愉快的側面，比如談談『死亡』，說說不斷來訪的年輕人，發現新的興趣愛好等

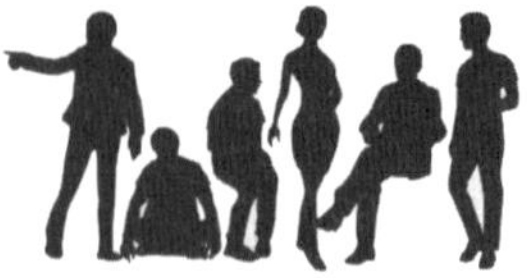

等。但我必須承認，自己晚年生活相當大的一個部分，是為年紀比我大，或就算不比我大，但已衰老的人做點什麼事，或更糟的情況是，想做卻無法做什麼事。

「人不是按相同的速度變老的，因此最終大部分人都必須照顧別人，或被別人照顧，相對而言，人們會更喜歡後者吧，但就算這是相對較好的選項，其實也遠不是樂觀的選項，我原來並不理解這一點，大概很多人也和我一樣吧。當然這也可能只是我自己的反應，世界上確實有很多無私的人，照顧別人對他們來說非常自然。但我只能為我的同類說話，對我們來說，這確實不是一件自然而然的事情。」

「最令我吃驚的是，我並沒因為沒有孩子而感到遺憾，因為我知道自己曾有一段時間充滿激情地想要孩子，後來還流過產。這樣的缺失對女人來說本應該是很重要的一件事，但實際上對我的影響沒這麼大。我想原因可能是這樣的，除了那僅有的一次之外，我身上非同尋常地缺少母性本能，這一缺點或許天生如此吧！」

五、人生，誰沒有遺憾？

總而言之，我這一生，一共有兩件最主要的憾事：內心深處有一個冷酷的點，以及懶惰（缺乏行動力其實也不乏膽怯的因素，但我覺得懶惰比膽怯的比重大些）。這兩件憾事真實存在，但並沒有怎麼太折磨我，我也沒覺得該常常反思。止於此就行了吧，因為天天看著不好的一面是相當無聊的事。我不覺得挖掘過去的內疚對老年人有什麼意義，歷史已經無法改變了，我活到了這樣一個階段，現在只關心如何度過當下，希望大家原諒我。

六、暮色將盡……

一本講老年的書並不一定要以嗚咽收場，當然也不可能鑼鼓喧天。你們找不到什麼可供汲取的教訓，沒什麼新發現，也沒看到什麼解決方案。除了一些隨意的散漫想法之外，別無所餘。

其中一個想法是，在這個年紀回頭看自己的一生，雖然人的生命與宇宙相比如白駒過隙，但從自身的角度，它卻依然令人驚異地寬闊無比，能容下許多相互對立的不同側面。

一個人的生命，可以同時包含寧靜和騷動，心碎和幸福，冷酷和溫暖，攫取和給予，甚至更加尖銳的矛盾，比如一邊神經質地確信自己注定失敗，一邊覺得自己會成功甚至因此洋洋得意。

〔編按〕《暮色將盡》（Somewhere Towards the End）是戴安娜・阿西爾的代表作，獲得了科斯塔傳記獎、美國國家圖書評論獎等眾多獎項，是她臨近90歲高齡時寫下的一本老年生活隨筆，言辭坦率豁達，饒有趣味。她由步入老年的種種變化說起，夾雜著對自己過去人生的回憶，她大方回憶自己的幾段情史，坦承自己對錯失母親身份的淡然，誠實面對老年的痛楚，但也仍滿懷熱情地談起在園藝、繪畫、讀書、寫作等過程中收穫到的新鮮體驗。

總而言之，阿西爾為我們展現了一個非常獨特的女性樣本，讓我們看到一個普通的知識女性，是如何在與世界的周旋中保存獨立的自我，並在最終時刻坦然面對衰老與人生終點！

3．99歲查理．芒格：接納人性，是一種深刻的生命智慧

一、人性複雜的揭示

股神巴菲特的黃金拍檔——99歲的查理．芒格在一次演講中分享了他對於長壽的獨特見解：「我的長壽秘訣就在於，不把人性想得太好。人性本就有很多缺陷，你要是一肚子怨氣和厭惡，就相當於是在懲罰自己。」

人性，彷彿是一座迷霧籠罩的城市，紛繁複雜，充滿未知，芒格以他久經沙場的智慧，深刻地指出人性的不可推敲之處。他彷彿站在一片巨大的森林中，看到每一棵樹都扭曲著獨特的樹影，而這些樹影正是人性的多樣性。

年輕時，芒格在一家律師事務所工作，與合夥人加勒特之間的關係，詮釋了人性的複雜性。加勒特曾是他的良師益友，但在一場意外的舉發過失行為中，加勒特

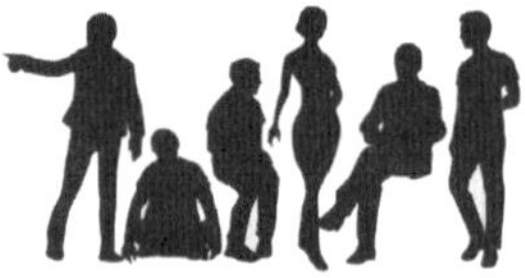

卻背叛了他。

這並非是簡單的是非對錯，而是人性在面對利益相左時的扭曲。芒格深諳「這世間從來沒有純粹的好人與壞人」，正是對人性複雜性的深刻理解，使他在遭遇變故時能夠坦然面對。

正如東野圭吾所說：「世界上有兩種東西不可直視，一是太陽，二是人心。」芒格以他深沉的目光看待人性，不過分苛求，不過分怨恨，使他在紛繁的人性森林中保持著一份淡定。

芒格的智慧並非停留在理論層面，更體現在實際生活中。他收購的喜詩糖果遭遇激烈競爭，而芒格選擇了不與人較勁，不為對手的行為而動怒。

這種理性的處世態度使他得以保持平和的心態，不被小人之事左右。他對待人性的揭示，不是一味的指責，而是在不動搖自己原則的前提下，以務實的態度應對人性的曲折。

查理·芒格以他對人性複雜性的深刻理解，告訴我們接納人性的不完美，不去理會那紛紛擾擾的事情，是保持心靈健康、長壽快樂的最佳法門。

他的言辭如同一把鑰匙，打開了人性之門，讓我們更加理解這座複雜的城市，以平和的心境在其中穿行。

二、與人性較勁的危害

在生活的舞臺上，每個人都會與人性這個複雜的角色產生交集。查理．芒格通過深刻的見解告訴我們，過度較勁人性可能導致的傷害，遠遠超出我們的想像。

芒格的經歷中，那個曾經器重他的合夥人加勒特，卻因一次舉報而將他推向風口浪尖。這並非簡單的誤會，而是人性在面對利益時所展現出的複雜和無情。

加勒特之所以背叛，不是因為他變得邪惡，而是因為他被人性的矛盾和利益所左右（為了給客戶帶來二萬美元的損失，而加勒特將責任推給芒格）。在這個過程中，芒格受到了不可估量的傷害，而這傷害的根源正是對人性期望過高所致。

這樣的故事，不禁讓人深思：與人性過度較勁，最終傷害的可能不僅是我們的情感，更是我們的身體和健康。

芒格以他深邃的思考，告戒我們：永遠不要在爛人身上糾纏太久。因為與其在這場不盡的爭鬥中消磨掉自己的精力，還不如轉身離開，尋找更值得投入的事物。

在小人的陰謀和算計面前，芒格的智慧在於選擇不過分追究，而是將重心放在解決問題上。他的收購案中，面對競爭對手的惡性競爭，他沒有被對手的行為所左右，而是以法律手段果斷應對。

這種理性的態度，避免了與人性過度較勁所帶來的無謂消耗，同時也保護了自己的心靈和生理的健康。

查理·芒格以他深刻的人性洞察力，警示我們在人性的沼澤中徘徊時應保持冷靜。與其過度較真，還不如以解決問題的態度去面對，避免傷害自己的身心。他的教誨如一盞明燈，照亮了我們在複雜的人性叢林中行走的道路。

三、「接納人性」是最好的養生

在漫長的生命旅途中，查理·芒格向我們傳遞了一種珍貴的智慧：接納人性，是最好的養生法門。他的言辭如一杯淡淡的茶，清雅而沁人心脾，引導我們以平和的心態面對這個充滿複雜性的世界。

芒格告訴我們，人性彷彿是一本永無法解之謎的書，充滿了曲折和變幻。他以自己的親身經歷，尤其是與合夥人加勒特的經歷，告訴我們：人性的善惡無法一概而論。加勒特曾是他的導師，卻因為一時的私利而背叛。這並不是簡單的對錯，而是人性在面對紛繁複雜的社會關係時所展現出的多樣性。

芒格深知「這世間從來沒有純粹的好人與壞人」，因此在面對加勒特的背叛時，他選擇以寬容之心看待，不被負面情緒所困擾。

在這個黑白分明的世界中，人性如同一幅斑斕的畫，需要以寬廣的胸懷去領悟。

英國大作家、詩人奧斯卡．王爾德也曾說：「保持遠離負面的人，因為他們只會削弱你的目標和幸福。」

即便面對人性的曲折，芒格強調不與之過度較真。在他收購的喜詩糖果面臨惡性競爭時，他選擇了法律手段而非情緒激烈的對抗。這展現了他對於人性複雜性的理性洞察，以及對自身心理健康的呵護。

他告訴我們，與其用怨氣和煩惱去對抗人性的曲折，不如以平和的心態來接納，以解決問題的態度去面對。

在芒格的智慧中，我們找到了一種理解人性的平和之道。不再過於較真，不再為爛事煩惱，成為最好的養生法門。

他的教誨，如同一灣清泉，不僅洗滌了我們對於人性的固有成見，更引導我們用寬容的眼光去審視這個紛繁複雜的人性之世。接納人性，是一種深刻的生命智慧，也是最好的養生之法。

4．110歲的文森特長壽哲學是什麼？

一、文森特．德蘭斯菲爾，無痛無病、身心活躍

一位老人從事了80多年志願消防工作，現在能夠每天開車購物，獨立照顧日常起居，從未有過頭疼背痛；另一位是目前最年長的日裔美國人，她的前半生顛沛流離，在二戰波折中倖存下來，現今依舊保持身心活躍，退休後每天早晨堅持步行4公里。

到底是什麼讓他們保持精神矍鑠，活到如此高齡？他們看似稀鬆平常的人生裡蘊藏著何種長壽哲理？

生活在美國新澤西州的文森特．德蘭斯菲爾德（Vincent Dransfield）已經110歲了，仍然每天開著自己的車，去便利店買咖啡、買午餐。

這位超級百歲老人的日常生活完全可以自理，他的孫子們每週僅探望他一次，

給他帶些生活用品，每兩天打一次電話問候老人家。

文森特的健康狀況良好，從未患過癌症或心臟病等重大疾病，也沒有過頭疼或背痛，他可以輕鬆地在家裡上下樓，隨意地自由行動。他的孫女艾麗卡·利斯塔（Erica Lista）接受採訪時表示，連醫生都對他的健康長壽感到驚訝，她49歲時的健康問題可能要比她這位110歲的祖父還要多。

當被問及是什麼讓他如此快樂長壽地生活時，文森特給出的答案首先是「花點時間做你喜歡做的事」——他是當地的志願消防隊員，並擔任過一段時間的隊長，一幹就是80多年，結交了許多朋友。而他的本職工作，是一名汽車配件經理。文森特大抵是熱愛工作的，即使快到70歲該退休時，他仍然想繼續工作。

其次，在飲食方面，這位超級老人很神奇地是「想吃啥，就吃啥」，並沒有完全遵循「長壽藍色地帶」的飲食習慣。漢堡、巧克力和甜食是他的嗜好。

但文森特的食譜也並非沒有可取之處，他認為自己的長壽與多喝牛奶有關。因為15歲時起在一家奶牛場打過5年零工，所以即使在20世紀30年代的經濟大蕭條時代，他也能喝到大量牛奶，因而有了一個強健的體魄，這個習慣也一直保持下來。

文森特也主動地遠離了煙酒。他在70歲時毅然決然地戒掉了抽煙的習慣，現在會偶爾喝點啤酒，但其他品種的酒他是一滴不沾。

文森特是一個樂觀主義者，面對各種悲傷或困境時，他總能保持積極的態度。用他自己的話說：「當事情出錯時，我從不往壞處想。」他總懷著善意和愛對待他人，認為自己的「一生非常、非常幸運」，這可能是使他更長壽的原因。

二、日裔美人三輪芳子，積極樂觀的心態、日行4公里

另一位在今年迎來110歲生日的老人三輪芳子（Yoshiko Miwa）成為了最年長的日裔美國人，但她的一生似乎並不是一直都很「幸運」。

三輪芳子於一九一四年出生在加利福尼亞州，父母是日本移民。幼年時母親死於「西班牙流感」（一九一八年～一九二〇年的全球流行病，感染了約世界人口的33％），之後被送給一對牧師夫婦收養。二戰時，她曾待過波斯頓拘留營，被釋後又因日籍身份面臨工作困境。

但是和文森特一樣，她對生活懷有樂觀積極的心態，她的長壽建議之一就是「不要沉迷於消極之中，而要憑藉耐心和尊嚴，忍受看似難以忍受的事情」。

三輪芳子除精神力量之外，她還認為自己的長壽秘訣是保持身心活躍。她會堅持熱愛之事，並不斷豐富自己的興趣愛好。

她一向熱愛閱讀，在參加完寫作課程班後，還完成了一部個人傳記，用文字記述了她曾經遊歷四方的故事。此外，她還擅長插花、水墨藝術畫、日式縫紉，甚至會修補傢俱和家裝的活計。

自退休之後，她每天堅持早晨步行4公里。一九九〇年，時年76歲的她參加了「March of Dimes」步行馬拉松，完成了20公里的跋涉。

在飲食上，這位可愛的老人有她自己鍾情的「長壽食物」——麵條。三輪芳子在採訪中回憶道：「當年在兒童收留所的時候，廚師經常做麵條，我就很愛吃。」如今，雖然三輪芳子可以享受營養均衡和多樣化的飲食，她還是會在每天的食譜中加入麵條，從拉麵、蕎麥麵到烏龍麵、義大利麵，種類豐富，應有盡有。

三輪芳子認為信仰和家人的支持讓她的生活充滿了力量。雖然母親早逝，但是後來有了孩子，她真切地感受到了家庭的溫暖和愛。即使人生開局遍佈坎坷，她也用毅力和感恩之心走了下來。

目前，她一直保持著良好的健康狀態，每週都會進行一次頭髮護理，周日還會堅持參加教堂禮拜。

細看兩位110歲超級老人的生活，他們的長壽是有些相似之處：

一、擁有樂觀積極的心態；

二、從事熱愛之事，保持身心活躍；

三、選擇喜愛的食物，堅持簡單的食譜。

5．111歲的約翰，全球在世最長壽男性——他的秘訣只有兩個字，很多人卻做不到

健康長壽一直是人們追求的目標，「長命百歲」一直被視為人生的美好祝願。

他是被金氏世界紀錄認證的全球在世最長壽男性——111歲的英國老人約翰．艾爾弗雷德．廷尼斯伍德。

而他的長壽秘訣只有2個字！可就是這簡單的兩個字，很多人卻做不到。

那麼這位111歲高齡的老人長壽秘訣究竟是什麼呢？

二〇二四年4月5日，金氏紀錄認證廷尼斯伍德是目前最長壽的男性。

至於那個讓眾人猜測不已的長壽秘訣，廷尼斯伍德只說到兩個字——適度。因為他不管做什麼事都講究一個適度。

一九一二年8月26日，老人出生在英格蘭西北部港口城市利物浦，曾經是一名軍人，經歷過兩次世界大戰。

第一次世界大戰爆發的時候，廷尼斯伍德還只是一個孩子，家境一般般，父母都是普通的老百姓。到了第二次世界大戰的時候，他已經是一個青壯年了，滿腔抱負的他自然是投身於戰場當中，為自己的祖國而戰。但戰場不是兒戲，廷尼斯伍德作為前線的一名士兵，需要直面敵人的槍林彈雨。在一次任務中，他被敵軍的飛機發現，直接開始轟炸，但他卻從這場轟炸中活了過來，而且安然無恙。但戰爭也給他留下了一些陰影，因為戰爭，身邊的戰友、親人一個個離開，好在他選擇用積極的方式去面對，珍惜自己的生命。

戰爭結束後，廷尼斯伍德離開了軍營，他不想再經歷那樣的痛苦，離開時他還拿到了不少的撫恤金。他拿著這筆錢在商界小試牛刀，實現財富的積累後又明智地抽身而出，選擇了更為穩定的生活。後來他遇到了比自己小十歲的妻子，婚後兩人相知相守，共同經營這自己的小家庭，幫助他逐漸走出了戰爭的陰影。

當金氏紀錄的工作人員找到廷尼斯伍德，表示他現在是世界上最長壽的男性，他顯得既驚訝又謙遜。

「天吶！我竟然成了世上最長壽的男性？真是太不可思議了！」

這個特殊的世界紀錄，讓他受到了關注，能有人陪他說說話。

111歲的廷尼斯伍德，雖然精神狀態還好，但行動還是大不如從前了，很多事都需要別人來幫忙照顧。

回望廷尼斯伍德先生漫長的人生軌跡，他對「適度」二字詮釋得淋漓盡致。不管是飲酒、烹調或是鍛鍊，他總是恰到好處、不過分放縱。

在吃東西的時候，廷尼斯伍德並不會因為年齡問題就戒掉油炸之類的食物，但他會控制吃多少，偶爾嘗一下。

飲酒也是如此，他會適量飲用自己喜愛的葡萄酒和啤酒，即便年齡大了，酒也是沒有放下的。期間，他還一直有規律的鍛鍊身體，在他七十多歲的時候，他發現自己的老友有好幾個都患上了阿茲海默症，他很害怕自己也會這樣。

很顯然，他的擔心是多餘的，因為即便到了111歲，他的大腦也很健康，沒有老年癡呆的情況，記憶力也很好。

這個適度還體現在心態方面，平日裡不管發生什麼事情，他的情緒都不會有太大的起伏，不會因熟人的離去而傷心欲絕，也不會因獲得金氏世界紀錄而欣喜若狂。因為這些事情他看的太多了。正是這樣健康的生活方式，讓他能夠一直保持著健康的身體，也是他長壽的一個重要原因。

除了「適度」二字，保持樂觀心態同樣是他的長壽秘訣之一，而生氣對身體無疑有害，平和的內心才是長壽之本。

如今，廷尼斯伍德在海濱養老公寓安享晚年，他的身體狀況很好，連養老公寓的工作人員都贊不絕口，認為他的身體素質甚至超過許多中年人。

面對外界的種種好奇與讚嘆，他總是微笑著回答：「適度而已！」在他看來，「適度」二字不僅是對生活的態度，更是他長壽的秘訣。

其實，「凡事要適度」的養生智慧，許多人一定都聽說過，但卻往往做不到！——節飲食，慎起居，不妄作勞，則可強身延壽，安享天年，這也是很多長壽者的共同經驗。廷尼斯伍德用自己的經歷告訴我們：無論生活給予我們多少挑戰與機遇，只要我們保持一顆平和而樂觀的心，堅持適度，活出自己的精彩與長壽。

6・117歲的最長壽老人，她有三個長壽秘訣

二〇二四年8月20日，金氏世界紀錄網站宣佈，目前全球最年長的老人瑪麗亞・布蘭亞斯・莫雷拉離世，享年117歲又一百六十八天。

根據相關報導，她除了聽力障礙和行動不便，幾乎沒有其他健康問題。連老年人群中極其常見的心血管疾病也沒有，頭腦還很清醒，能清晰記得自己4歲以來發生的事情。

甚至在二〇二〇年感染了新冠病毒後，也能在幾天後康復，成為當時最年長的新冠康復患者。

那麼，她有什麼長壽的秘訣可以借鑑嗎？

也許有人會說，長壽主要看基因和運氣。

不過，從這位長壽老人在社交媒體上的生活分享，以及她生前接受採訪時的介紹的生活經驗，我們仍然可以總結出她的三個長壽秘訣——

一、飲食上：吃得少，但什麼食物都吃

在吃的方面，老人曾在接受採訪時稱自己總是吃得很少，但對吃什麼幾乎沒有限制，什麼都會吃一點，並且從不節食。

此外，她也曾分享自己每天都會吃天然優酪乳。

——長壽飲食秘訣：吃夠這六種食物。

一項發表在《歐洲心臟雜誌》（European Heart Journal）上的研究，總結出了對長壽和心血管健康有益的飲食方法：

水果、蔬菜、堅果、豆類、魚類、奶製品這六種食物要攝入充足。

該研究調查了80個國家地區的24萬餘人對這六種食物的攝入量，每種食物的攝入量高於中位數時得分1分，最高6分。

研究結果發現，與最不健康的飲食相比（得分≦1），最健康的飲食（得分≧5）的人：

總體死亡風險：降低30%

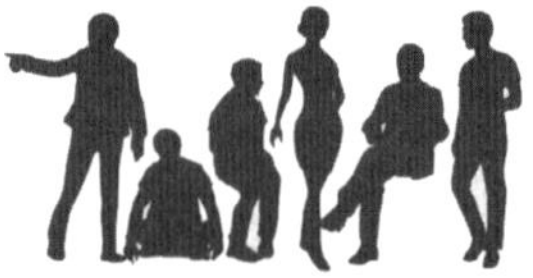

患心血管疾病風險：降低18%

心肌梗塞風險：降低14%

中風風險：降低19%

心血管健康狀況本身就與長壽，息息相關，因此這六種食物要盡量攝入充足。

二、生活上：有序、平和

提到生活方式，老人認為長壽也需要擁有「有序、平和」的生活方式。有序和平和，一方面是飲食、睡眠、運動等自身生活上要規律有序，另一方面是要與社會、家庭和大自然都和諧共處。

——想長壽，多嘗試這三種運動。

知名醫學期刊《柳葉刀》曾發表過一項持續15年、涉及8萬人的研究，分析了不同種類運動和全因死亡率（＊一定時期內各種原因導致的總死亡人數與該人群人口數之比）的關係。

研究結果發現，以下三種運動達到推薦運動量的人群，死亡率更低。

- 揮拍類運動：降低全因死亡率47％
推薦運動量——網球和壁球等屬於高強度有氧運動，建議每週60至120分鐘；乒乓球等屬於中等強度有氧運動，建議每週150分鐘。
- 游泳：降低全因死亡率28％
推薦運動量——游泳屬於中強度有氧運動，建議每次30分鐘，每週3至5次。
- 室內有氧運動（有氧體操、瑜伽、舞蹈等）：降低全因死亡率27％
推薦運動量——最好每天進行30分鐘至1小時，另外可每週進行150分鐘的力量抗阻訓練。

三、心態上：情緒穩定，遠離「有毒的人」

老人也曾提到，好的心態對長壽也有積極的影響，尤其是要情緒穩定、積極樂觀、無憂無慮。

同時，要遠離「有毒的人」。

——也就是那些偏執、消極、愛抱怨、充滿負能量的人。

另外，「心寬」是一種能力

長壽老人在心態上往往都有一個共同點，那就是「心寬」。

很多時候我們會糾結在一些小事上，不知不覺中陷入焦慮的泥潭。

但人生不如意事十之八九，如果每一件不如意事都要來吞噬平和的心緒，那麼很可能一輩子都會在這樣的焦慮中度過。

第七章

擁有多方面愛好的人最不容易老

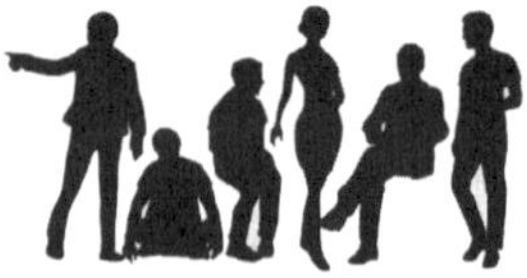

1・強烈的愛好可以抗老

愛好與興趣都是屬於「喜好的情緒」，對個人而言是具有良性作用。它是指一個人對於特定的事物會有特定的想法而產生積極的行為（行動），而對於上了年紀的人，愛好與興趣大都是屬於精神上（非物慾、物質上）的生活支出！

研究人員表示，整天活躍的老年人可能比定期鍛鍊的人更健康。他們說，其中一個原因是，許多人做了有組織的鍛鍊，在一天的其餘時間裡沒有得到足夠的其他運動。專家說，可以從少量的日常活動開始，然後隨著你的習慣逐漸建立日常活動。他們說，有很多方法可以增加白天的活動量，包括每次用一個袋子帶雜貨，使用二樓的浴室而不是一樓的浴室。

一項新的研究表明，即使你每天去健身房，也不會像一天的常規運動——那樣產生積極的影響。

事實上，該研究的作者說，那些選擇有規律的健身房活動作為唯一鍛鍊方式的人，可能比那些整日奔波的人更不健康。

傑森．范寧博士（Jason Fanning, PhD）是北卡羅萊納維克森林大學健康和運動科學系的教授，也是這項研究的主要作者。他說：「我們看到的最大的挑戰是我們稱之為『替代』的傾向。」

范寧博士表示，替代是指當一個人定期去健身房鍛鍊——無論是上課還是鍛鍊——然後向消極的方向進行補償，感覺他們已經成功地實現了日常鍛鍊和體重管理目標。

范寧博士說：「短時間的劇烈運動取代了遛狗等常規活動，會導致體重增加和肌肉量減少。」——這項研究跟蹤調查了積極減肥的高齡者。

研究人員發現，一旦減肥成功，那些每天參加多種短時間活動、並能保持有規律運動的人，體重反彈的可能性更小。

那些參加「有組織的」體育鍛鍊課程的人表現不佳，不是因為這些課程不健康，而是因為老年人往往只做這些課程。

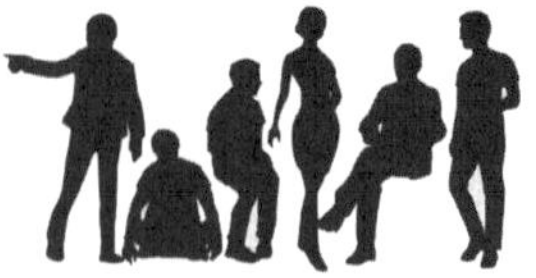

范寧說，一個人的肌肉會隨著體重的增加而減少，而當人們在減肥後不久恢復肌肉時，肌肉通常不會再恢復，這使得老年人的健康狀況不如減肥前。

他說，這項研究證實了人們的懷疑。

范寧說：「很明顯，體育活動是一種有效的藥物。通過一整天的運動，我們得到了對我們有益的劑量。」

那麼，解決方案是什麼呢？

范寧和其他運動專家說，重新思考運動的意義，調整你的一天，把它包括進來，這是一個很好的計畫。

范寧博士建議說：「首先，我們需要淡化這樣一種觀點，即如果不疼或者不需要健身房會員資格，那就沒有幫助。」

他說，老年人和其他年齡段的人應該看看他們的日子，找到幾乎有機增加運動的方法。

改變的第一步是什麼？那就是使鍛鍊變得有趣。

美國鍛鍊協會的科學教育內容經理克里斯托弗・加格里亞迪（Christopher Gagliardi）說：「關鍵是要找到你喜歡做的事情，並想辦法把它融入到你的日常生活中。」

加格里亞迪說，他的組織建議老年人找到一種方法，每週完成150分鐘中等強度的有氧運動，方法是確定他們喜歡的可以讓他們運動的活動。

和朋友散步，遛寵物，園藝或騎自行車都是一些例子。

加利亞迪說，如果每週150分鐘的想法聽起來令人難以接受，人們可以從任何地方開始，然後在他們去的時候增加。

他說：「即使是短暫的運動，比如爬幾段樓梯，也會對健康有益。」短時間體育活動的概念可以被認為是「活動零食」。

加格里亞迪說：「就像一天中吃的零食一樣，活動零食是人們在一天中進行的小範圍體育活動，人們通過工作將平時的體育活動水準提高到一個新的水準。」

幫助人們建立健身計畫，使之融入他們的生活的 LiftVault 公司首席執行官凱爾・里斯利（Kyle Risley）說，從任何地方開始都是正確的選擇。

他說：「當他們早上起床後伸懶腰是一個很好的開始。再加上每天有規律地站起來，在房間裡走走，也可以預防許多由久坐的生活方式引起的疾病。」一

里斯利表示人們的目標應該是建立可持續的習慣。

范寧說，重要的是，老年人要找到讓他們快樂舒適的步調，而不是讓他們不知所措的活動。

首先，他說，這並不意味著去健身房是個壞主意。有許多社會團體也都可以在健身房幫助一些人。

加格里亞迪建議這些活動，可以讓你以一種愉快的方式繼續前進——

- 每天1～2小時移動一次。他建議設置一個計時器，當它響起時，你可以走一會兒，耙一下花園的一部分，投10個罰球。不管你喜歡。你可以每小時設一個計時器。
- 在電視廣告中做做體操，也可以跳舞。
- 每次上完廁所後，靠牆做俯臥撐，或者用手放在工作臺上做屈蹲。

- 步行或騎自行車去拜訪鄰居。
- 如果在樓下，就刻意走樓梯去用樓上的洗手間。
- 每小時打5分鐘太極拳（不打拳就甩甩手腳）。
- 閱讀一本書中的一個章節後，用10分鐘練習高爾夫揮桿（如果沒球桿就用雨傘、手杖做練習）。
- 製作食物與鄰居分享，然後步行送餐。
- 在你看的每個電視節目結束後，騎著你的自行車繞著住家附近轉幾圈。
- 將閱讀或看電視作為遊戲，並融入體育活動。（例如：每當劇中的角色大笑，做10次開合跳，或者每次主角吃東西，就站起來和坐下各5次。）

范寧說，關注你對活動的感覺，以及它們與你的日常生活的契合程度，有助於制定一個可持續的長期計畫。

他說：「如果你覺得自己很害怕（計畫好的活動），那麼是時候改變了。」

范寧說，尋求社會支援也是成功的關鍵。如果你感到孤獨，找到與他人一起參與的積極選擇。

他說：「如果遊戲本身就不有趣，它就不會長久下去。」

密西根的健身協調員金．埃文斯說：「人們去健身房或老年中心上課或鍛鍊是非常有價值的。」

她說：「除了鍛鍊身體，鍛鍊也有社交方面的好處，如果不能在泳池裡做水中有氧運動，有些人就不會得到任何鍛鍊。這是一個很好的平衡。

2．閱讀對高齡者好處多多

健康是幸福生活最重要的指標，健康是1，其他是後面的0。沒有1，再多的0，也沒有意義。

一、閱讀對高齡者的重要性

隨著年齡增長到一定程度，人的肌體功能就會逐漸減退，這是誰也改變不了的自然規律。人進入老齡階段後，身體肌能也就意味著進入了衰退期，重視保健，科學養生，不僅是個人的頭等大事，也關係家庭的幸福，國家的繁榮昌盛，老年人都應該把身體健康放在第一位。

古往今來，人們總結出不少的養生經驗，也有許多「秘笈」可以借鑑。老年人應結合自身的實際，辨偽存真，汲取好的經驗做法，選擇合適的養生之道，持之以恆搞好自我保健。實踐證明，良好的情緒、合理的飲食、適當的運動，以及戒掉不良嗜好，保持良好的生活規律等，都有利於人的身心健康。

老人除了做到這些外，還應把閱讀作為益壽延年的良方，堅持看書學習，用心用腦，深入鑽研，自覺養成「學習與思考」的好習慣。

據專家學者介紹，閱讀是進行「神經運動」和心理體操的主要方式之一，這類活動可以保持大腦的年輕和活躍狀態。

閱讀的一個作用是刺激神經系統發展，促進新神經元的「誕生」，這不僅發生在人生的最初階段，在整個生命歷程中都會發生。閱讀的好處可以使我們終生受益，而且越早開始閱讀就就越好。

這也是一種鍛鍊，除了提供知識和快樂知性旅程之外，還能改變我們大腦最深層次的結構。

二、閱讀可防阿茲海默症

閱讀，可防老年癡呆。老年癡呆即醫學上所說的阿茲海默症，這是一種大腦功能退化而造成的疾病，臨床上以記憶障礙、失語、失用、失認、視空間技能損害、執行功能障礙以及人格和行為改變等全面性癡呆表現為特徵，病因迄今未明。

據了解，近幾年老年癡呆的人數在不斷上升，全球目前（二〇二四年）患病人數已超過了五千五百萬人，對老年人的生活造成了嚴重影響，特別是隨著病情的發展，生活逐漸不能自理，需要家人付出極大的精力照顧。

可以說，老年癡呆對整個家庭都是一個沉重的負擔。正因為如此，醫生提出了許多預防阿茲海默症的忠告，老年人也開始重視搞好預防，使自己免遭老年癡呆的困擾。其中有一項預防措施不可忽視，那就是堅持用心用腦搞好閱讀。

國外專家對一萬五千五百多個病例進行分析，研究發現每天閱讀的65歲以上的人患阿茲海默症的風險較低，或者至少有助於延緩其發病。

三、閱讀可防老年忘東忘西

閱讀，可防老年忘事。有些老年人經常自嘲「老糊塗了」，因為記憶力越來越不好，常常忘記鎖門、忘記關瓦斯爐、關燈，想不起自己下一步要說什麼、做什麼，對此感到很無奈。其實，堅持閱讀是能夠提高記憶力和語言表達流暢度的，這是經過科學家證實的。

人的認知功能最容易受神經系統退化的影響，而情境記憶可以讓人清楚地記住生活中某些時刻的心情、地點和其他背景細節。因此，通過閱讀有助於讓新知識建立在以往經歷的基礎上，從而達到提高記憶力和語言表達流暢度的目的。

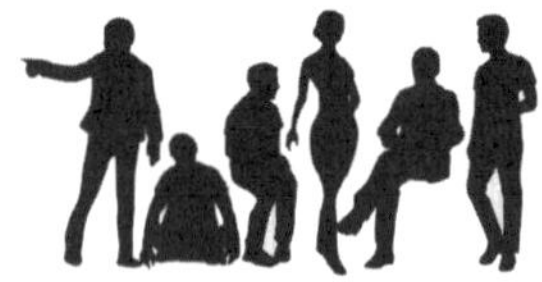

四、閱讀可防老年孤獨

閱讀，可以防止與社會的疏離感，無論是空巢老人，還是年大體弱不能出門活動的老人，很容易產生孤獨感。據有關部門調查問卷顯示，為快樂而讀書的人，與不讀書的人相比，產生孤獨感要少得多。正如一位因身體原因不能出門的80多歲老人所言：「我並不孤獨，讀書使整個世界都陪在我身邊。」

閱讀還可以減輕老年人的壓力，與聽音樂、喝茶等其他放鬆方法相比，閱讀可以更快，更有效地減輕壓力，有效緩解焦慮、抑鬱、恐懼症、強迫症、偏執等老年心理問題。

五、閱讀有益老人身心健康

閱讀有助於老年人的身心健康，還可以列舉出許多益處，而且都是被科學所證明的。既然如此重要，老年人應該重視閱讀，注意養成讀書的好習慣，每天安排一定的時間，閱讀自己喜歡的書籍，除了增長知識、開闊視野，陶冶情操、洗滌心靈，盡享書中無窮的快樂。同時，還要開動腦筋，善於分析，有所思、有所想、有所悟，有心得體會的閱讀會更有成效。

要相信科學，堅持學好科技知識。現在，科學領域發展日新月異，科學技術突飛猛進，創新創造層出不窮。老年人要跟上時代的發展，注意學習新知識、新技能，不斷提高運用信息化手段的能力，豐富閱讀形式和內容，享受科學技術發展帶來的便利，提升晚年生活的品質。還有，要正確養生，堅持學好保健知識。

健康是一門大學問，既有系統的科學論述，也有來自於實踐的各種各樣的良方。老年人應該多讀一些養生保健方面的書籍，用科學的理論知識指導養生，用成功的養生經驗作為範例，應用到日常保健中，使閱讀真正發揮益壽延年的作用。

有一位哲人說得好：書籍是全世界的營養品，生活裡沒有書籍就好像沒有陽光；智慧裡沒有書籍就好像鳥兒沒有翅膀。為了健康長壽，老年人應該把書籍當朋友，堅持不懈閱讀吧！

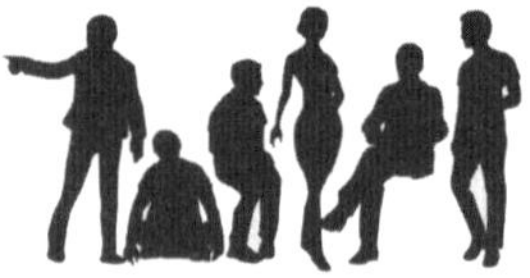

3．活過90歲的人，建議你的「長壽習慣」！

不管處於什麼時代，長壽都是人類討論最熱門的話題之一。

在生活中，長壽的老人無形中總是會得到世人的尊敬，這不僅是人們對生命的敬畏，也是對長壽的嚮往。

歐洲幾家研究機構聯合對生活在世界各地的長壽老人進行了跟蹤調查，結果發現他們的共同點是具有較強的社會意識。

幾乎所有百歲以上的老人都認為：個人利益取決於周圍人群的整體利益，並在其一生的思想和實踐中表現出強烈的社會責任感和集體主義精神。

改變生活方式可以產生一種酶，這種酶能有效減緩細胞衰老水準。不妨就從現在開始改變，通過以下17個方法來牢牢鎖住我們的「長壽因數」。

（1）做事認真負責——一項長達80年的研究發現，做事認真負責的人更加長壽。研究人員評估了人們對於細節的關注度以及做事的堅持性等特點，發現做事關注細節、認真負責的人，會付出更多努力來保持健康、建立牢固的人際關係和更好的職業發展，因此也更為積極樂觀，更加長壽。

（2）要有使命感——心中擁有一個目標，並積極付諸行動去實現它，有助於長壽。日本研究人員通過13年的監測發現，有強烈使命感的男人死于中風、心臟病的風險低於使命感低的人。美國拉什大學醫學中心的研究也表明，生活中樹立更大的目標，可有效降低患阿茲海默症的風險。

（3）每天靜心5分鐘——對於大多數人來說，壓力無從逃脫，但可以通過有效的方法控制。研究顯示，壓力管理不僅有助於預防心臟病，甚至可以改善心臟病患者的健康狀況。首先正視、接納壓力的存在，然後每天嘗試通過瑜伽、冥想或者深呼吸來調節壓力，你會發現僅僅讓自己的心安靜下來5分鐘，就可以產生很好的效果。

（4）交對朋友——你應該感謝你的朋友，他們可以讓你更長壽。澳大利亞一項研究發現，社交廣泛的人比缺少朋友的人平均多活10年。尤其是與有健康生活方式的人交朋友。因為研究表明，如果你有一個肥胖的朋友，那麼你長胖的機會增加

57%。

（5）找到精神寄託——研究表明，經常參與義工活動的人，往往比不愛參與的人更長壽。美國一項長達12年的研究顯示，在65歲以上的人群中，那些每週參加義工活動超過1次的人，體內含有某種關鍵免疫蛋白的水準比不參加任何活動的同齡人高出很多。事實證明，積極投身於強大的社交網路中，讓精神有所寄託，可以提高整體健康水準。

（6）嘗試原諒別人——放下怨恨有令人意想不到的健康好處。研究表明，憤怒與心臟病、中風、肺功能下降等疾病的發生有關。而原諒別人，可以減少焦慮，降低血壓，讓你呼吸得更加輕鬆暢快，而且這些好處會隨著年齡的增長愈加明顯。不妨放下心中的怨恨，體會原諒帶給你的平靜和祥和。

（7）睡眠是頭等大事——研究證明，高品質睡眠可以降低肥胖、糖尿病、心臟病和抑鬱症風險，還能幫助你更快地康復。因此，睡眠是養生的第一大補，每個人都應該把睡眠當成頭等大事。專家建議，每晚應保證至少6小時睡眠時間。如果睡眠少於5小時，會增加早亡風險，而熬夜更可能引發易疲勞、精神不振、提前衰老、免疫力下降、焦慮不安等問題。

（8）每天至少鍛鍊10分鐘——研究證明，經常鍛鍊的人比不經常鍛鍊的人平均壽命更長。研究顯示，規律的體育鍛鍊可以降低患心臟病、中風、糖尿病、抑鬱症和某些癌症的風險，還可以幫助你在步入老年後保持思維敏捷。很多人抱怨沒時間運動，其實每天只要抽空鍛鍊10～20分鐘，累計每週鍛鍊2.5小時，也有很好的健身效果。

（9）使用安全裝備——意外交通事故是世界第五大常見死亡原因。頭部受傷導致的死亡在1～24歲人群中格外常見，騎自行車、摩托車導致的傷亡也多是因為頭部受傷。養成戴頭盔、繫安全帶的習慣，是一種簡單有效的提高長壽幾率的方法。資料顯示，繫安全帶可以降低50％交通意外導致的死亡或重傷。

（10）戒酒——研究顯示，酒精會損傷身體五大器官，包括心臟、大腦、肝臟、胰腺、腎臟。另一項研究表明，多量飲酒人群與少量飲酒人群相比，10年後短期記憶功能的衰退加快5.7年，綜合認知功能的衰退加快2.4年。而且，多量飲酒的人更易被心臟病找上門。美國心臟協會建議，女性每天飲酒最好不超過1杯，男性飲酒也要控制在1～2杯內。

（11）戒煙——戒煙可以延長壽命，但其具體效果可能會讓你大吃一驚。英國一項長達50年的調查發現，30歲戒煙可以增壽10年，40歲、50歲、60歲戒煙分別可增壽9年、6年、3年。

（12）午睡——養成午休的好習慣可以讓你活得更長。一項針對2.4萬名參與者的研究發現，有規律午睡習慣的人比偶爾午睡的人患心臟病的風險小37%。研究人員認為，午睡可以通過降低壓力荷爾蒙來保護心臟。

（13）嘗試地中海飲食搭配——地中海飲食一般包括各種水果、蔬菜、五穀雜糧、橄欖油和魚。一項涉及50多萬人的研究結果顯示，地中海飲食顯著降低了包括肥胖、血糖升高、血壓上升在內的代謝綜合征風險，從而降低了患心臟病和糖尿病的風險因素。

（14）跟沖繩人學吃飯——沖繩是世界上99歲以上居民占當地人口比例最高的地區，他們的飲食習慣是多吃綠色蔬菜和低熱量食物，且堅持每頓飯吃「八分飽」的傳統。

（15）少看電視——浪費太多時間在電視機前會嚴重損害健康。研究發現，每天看電視4小時以上的人，比不超過2小時的人患病風險增加46%，每多看1小時患心臟病的風險就增加18%。

（16）每頓飯至少吃30分鐘——很多人認為吃飯快是健康、有活力的表現。但科學的進食行為要求我們細嚼慢嚥，因為放慢吃飯速度有利於保護食道和胃黏膜健康，可以促進小腸同步消化吸收，還能幫助我們控制體重。專家建議，吃飯時間最好能達到30分鐘。

（17）多練肌力——研究人員通過調查3600多名參與美國國家健康與營養調查的老年人後發現，肌力品質越高的老人，死亡率越低。因此，老人也要適當練練肌力，積極改善身體成分的組成，多點肌力，少點肥胖。

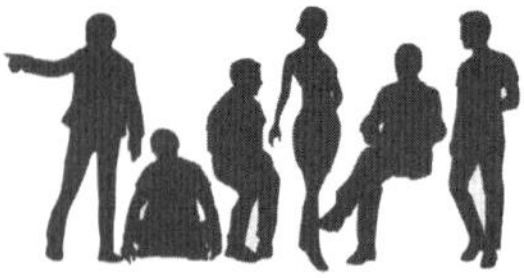

4・活過90歲的人，不建議你做這些事

一、別輕易把自己肚子搞大

一般男人發胖是從肚子開始的，看臉這個人並不胖，但是一看肚子，比孕婦的都大。而很多女人發胖是從大腿和屁股開始的，一旦大腿和屁股的脂肪被填滿，就會向肚子轉移，這被稱為「向心性肥胖」！

另外，有個醫學雜誌曾刊登一篇《成年人中心性肥胖與缺血性心臟病發病風險的前瞻性研究》發現，中心性肥胖（即俗稱的中廣型大肚子的肥胖）是缺血性心臟病的危險因素，體重過重更容易罹患糖尿病、心血管疾病，因為中廣型肥胖，脂肪主要堆積在內臟，會影響新陳代謝以及造成血管硬化的現象。

二〇一六年，《新英格蘭醫學雜誌》刊登的文章證明：脂肪超標與結腸癌、食道癌、腎癌、子宮癌、乳腺癌、胃癌、肝癌、膽囊癌、卵巢癌、胰腺癌、腦膜瘤、甲狀腺癌、多發性骨髓瘤13種癌症的發生有關。

因此，胖子的平均壽命也大大短於體重正常的人，活不過90歲也實屬正常！所以說，自己把自己的肚子搞大了，那是在慢性自殺，肚子越大，壽命越短！

二、別讓你的血管變脆

血糖與血管之間有著密切的聯繫。大血管病變是糖尿病的主要併發症之一，由於動脈粥樣硬化所導致的心腦血管病變的發病率高，而且病情較非糖尿病者嚴重得多，很易併發冠心病、心肌梗死或腦卒中。

洪昭光教授曾指出，人的血管內膜蛋白就怕糖，糖一多，蛋白就硬化變脆。一個人的血糖多，他的動脈內膜就很容易，又焦又脆，一脆一裂就出血了。動脈硬化斑塊使血管狹窄，就像路上四條車道堵了兩條，斑塊破裂就像撞車，血小板就像看熱鬧的老百姓聚集造成血栓。

為避免血管破裂出血，有抽煙的朋友應先戒煙，同時我們飲食中需注重粗細搭配，降低高血壓、膽固醇，控制糖尿病等等。

三、別讓「危險三聯症」誘發猝死

心性猝死雖然是飛來橫禍，但絕不是無緣無故發生。這裡洪昭光教授總結了3個「危險三聯症」，一定要避免。你不去誘使猝死發生，幾率必然會大大降低！

第一個「危險三聯症」：冬天、凌晨、用力

因為冬季天冷，血壓普遍升高，冠心病缺血加重，凌晨又是血壓更高，缺血更重的「雪上加霜」的時段，再加上用力，就很容易突然發病。一些國際政要、演藝名人都是這種狀態下猝死的。前些年紐約下大雪，儘管市長提前大聲呼籲，預防猝死，結果還是發生了多例中年猝死事件。

第二個「危險三聯症」：飽餐、酗酒、激動

心腦血管病人最怕飽餐，如果加上酗酒，酒精不但使血壓上升，心跳加快，增加心肌耗氧，更重要的是促使動脈硬化的軟斑塊破裂，造成血栓形成。加上酗酒後精神狀態從君子、孔雀、獅子發展到猴子階段時，就會行為失常，忘乎所以，語無倫次，東倒西歪，心梗也就接踵而至。

足球世界盃賽期間，因時差關係，不少球迷夜間熬夜看球賽，飲酒狂歡，結果某大醫院統計發現，與世界盃前一年同期相比，急診室收治的急性心肌梗死人數增加約40%之多，且多為中年人，與冬季增加的心梗病人多為老年人明顯不同。

第三個「危險三聯症」：生氣、著急、過勞

這個危險三聯症不僅是與急性心腦血管疾病發病緊密相關，更重要的是與一切癌症，尤其是乳腺癌、胃癌及一切慢性疾病息息相關。原因是這個三聯症極大地降低身體的免疫力、抵抗力，為一切疾病大開方便之門。

四、別總跟自己過不去

有句老話：「活得好壞，全在心態。」好心態是養生的關鍵，可以勝過一切保健品。健康，一半是心理健康；疾病，一半是心理疾病。

著名物理學家、百歲老先生楊振寧曾表示，有一個好心態和規律的生活很重要。一九九七年，楊振寧做了心臟搭橋手術，至今再沒有重新搭橋。談及自己的身體，楊振寧說，「我能這麼健康，歸功於醫藥科技的發達，以及一個規律的生活和一個好的心態。」他認為，一個人長壽與否跟心態很有關係，需要對很多事物都感興趣。「心靜，也是極好的養生、長壽之道。」

在對百歲老人的長壽經驗進行調查時發現，在這些老人中，不論從飲食、運動還是生活方式上都不盡相同，但所有百歲老人的共同點就是心態好。這些百歲老人的經濟和身體狀況不如一般人，但他們的生活滿意度和快樂感都比一般人高，當問及「不論遇到什麼事情都能想得開」這一項時，約有三分之二的百歲壽星給出了十分肯定的回答，僅5.8%的老人回答想不開。

人生不如意，十之八九，每個人不可能在每一件事情上都獲得成功。再說了，還有一句話叫「塞翁失馬焉知非福」。想不開又能怎樣呢？陡增煩惱而已。怨天尤人、自暴自棄，才是真的悲劇。

五、別吃得太撐、太精、太挑

要想身體好，飯吃八分飽。古代老中醫也有一句話：「若要身體安，三分饑和寒。」粗糧藥用價值多。吃太精細的食物，食物中的很多微量元素、維生素和植物纖維會丟失。如果人體缺少這些必需的物質，就會生病，比如很常見的便秘，很多情況下就是因為攝入的植物纖維太少。

多項研究證明，和不吃全穀雜糧食物的人相比，只要每天吃90克全穀雜糧食物（兩片全麥麵包或者一碗早餐燕麥片），就能把冠心病的風險降低19%，中風的危險降低12%，心腦血管病整體危險降低22%。在主食中納入一半的全穀雜糧，真的可以改善營養平衡，降低多種慢性疾病風險。

據調查，百歲老人中，90%以上經常吃豆製品。豆製品中除含有豐富的蛋白質外，還有多種無機鹽和脂肪酸，能改變脂蛋白的結構，增加高密度脂蛋白的比值，改善動脈硬化。

健康到底怎麼吃出來？每天一杯牛奶，粗糧細糧，葷的素的，乾的稀的，蔬菜水果，紅黃綠白黑，不同營養互相補充，什麼都吃，適可而止，七八分飽，營養正好，飯前喝湯，苗條健康。就是「三個平」：平常飯菜，一葷一素一菇；平和心態，不爭不惱不怒；平均身材，每天早晚走路。

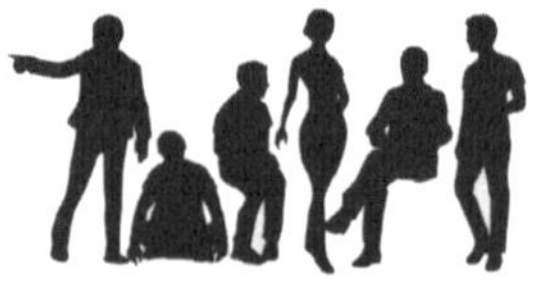

六、別總是坐著不動

要想身體好，得牢牢記住一句話，運動不是一項任務，它是生活的一部分，運動應該是快樂、享受。心要靜，身要動，營養均衡不過剩，這是歷代各個門派的養生家提倡的三大法寶。

在上百種運動中，哪些運動對普通人群的健康最有益？最能降低死亡率？最能降低心血管疾病發病風險？

（1）室內健身：降低全因死亡率27%

常見項目：有氧體操、舞蹈、瑜伽等有氧運動。

好處：在進行室內有氧運動時，人體吸入的氧氣與需求基本持平，可以起到鍛煉心肺功能、提高血管功能、減肥的作用，幫助改善高血壓、高血糖、高血脂，可以降低心血管疾病的發病風險約36%，如果能達到推薦的運動量，能夠降低約27%的全因死亡率。

推薦運動量：最好每天進行30分鐘～1小時的室內有氧運動，另外每週額外進行150分鐘的力量抗阻訓練。

注意事項：室內有氧運動強度較小，想達到最佳效果，需持續保持「中等強度」，也就是運動時心跳呼吸稍有加快，但還可以勉強說話交流的程度。

（2）游泳：降低全因死亡率28%

常見泳姿：蛙泳、仰泳、自由泳等。

好處：游泳在鍛煉全身肌肉的同時，可以幫助改善全身血液循環和增強心肺功能，預防老年人罹患動脈硬化等心血管疾病，延緩呼吸器官機能的減退，可以降低心血管疾病的發病風險約41%，如果能達到推薦的運動量，能夠降低約28%的全因死亡率。並且人體在水下時，脊柱關節、膝關節的壓力較小，更不容易受傷。

推薦運動量：游泳屬於中強度有氧運動，建議每次游泳的時間在30分鐘左右，每週游泳3次～5次。

注意事項：對於游泳來說，蛙泳、仰泳、自由泳的適合人群並不相同，在游泳時，需要結合自身的身體健康狀況，比如是否有膝關節疾病或者腰部疾病，然後根據自身的情況選擇適合自己的泳姿。

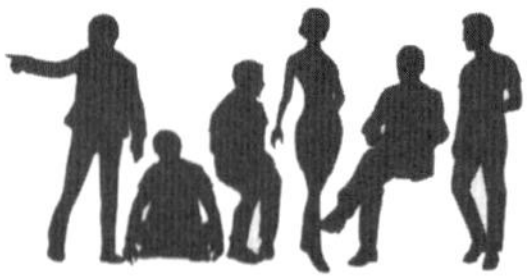

（3）揮拍運動：降低全因死亡率47%

常見項目：羽毛球、乒乓球、網球、壁球等。

好處：揮拍類運動往往都需要調動身體多個肌肉群，眼睛看著球來進行手眼的協調，同時在擊球一剎那，會有一個相對的爆發力發出。它強調了協調性、柔韌性，同時要有一定耐力，這樣可以幫助我們來提高肌肉骨骼的力量，提高心肺功能以及協調性，可以讓人的注意力更集中，使大腦處於活躍狀態，起到幫助延緩大腦的衰老及保護心血管的作用。

對比那些沒有進行身體活動者，進行了揮拍運動的人，可以降低心血管疾病的發病風險約56%，如果能達到推薦的運動量，能夠降低約47%的全因死亡率。

推薦運動量：網球和壁球屬於高強度有氧運動，建議每週進行1小時～2小時的運動。乒乓球屬於中等強度有氧運動，建議成年人每週進行150分鐘的運動。

注意事項：中老年朋友選擇揮拍類運動時，要考慮自身條件，比如膝、踝、肩關節是否有原發病或傷病。像羽毛球對身體素質的要求一般較高，場地大、球速快，中老年朋友們在選擇羽毛球的時候要慎重，而乒乓球的活動量沒那麼大，場地也小一些。

揮拍運動主要強調的是雙方對打，還是需要兩個人的參與，這樣從娛樂性和參與度，對於人們的身心健康是有好處的。

（4）走路

如果說你實在是沒額外時間做上述的運動，那麼最普通的走路也可以一定程度上降低死亡率。如何才能越走越長壽？研究表明：每日走路步數在六千～八千步以上的人群，可以降低發生腫瘤、心血管意外以及全因死亡的風險。在此基礎上，日常步行強度（步速以每分鐘步數計算）更高的人群，即步行速度更快的人群，可以進一步降低發生腫瘤、心血管意外以及全因死亡的風險。相較於每日步數，步行強度（步速）與發生腫瘤、心血管意外及全因死亡方面的健康獲益表現出更強的關聯性，為了達到健康目的，可以在日常生活中採用更快的步速走路。

健身走三要素：步幅、步速、步態

步幅：健身走的步幅要比正常走路的步幅大一些，多出半個腳掌即可。

步速：每秒走2步～3步，每分鐘120步～144步左右，這樣有助於提高心率（即心臟收縮跳動頻率），啟動心肺功能。

步態：要輕盈，腳落地時膝蓋微屈，腳後跟到腳尖過渡要順暢，同時身體重心迅速跟隨移動，過程中我們要調整呼吸，上身挺直，雙手自然擺動。

在健身走的過程中，感到呼吸急促，身上微微發汗時，保持這個感覺20分鐘到30分鐘以上，才能對心肺起到作用。最後，請記住：60歲以前沒有病，80歲以前不衰老，輕輕鬆松活到100歲，快快樂樂一輩子。

結　語——世界上最好的10種「長壽藥」

許多人孜孜不倦地向長壽老人討教長壽經，卻不知道，這世界上有十種最好的「長壽藥」，可以幫助我們健康少病痛，長壽過百年，最重要的是，它們還都是免費的！接下來，就請大家將這十大長壽藥的免費處方分享給周遭的朋友——

一、喝水

水是長壽的第一要素，是最好的治病良藥。很多疾病是由於攝入水不足引起的。一旦不能及時補水，很容易造成中老年人皮膚乾燥以及排泄不暢、便秘等現象。易出現脫水、中暑，對於有心腦血管疾病的老人，因為缺水造成的血液濃稠將間接導致心梗、腦梗的發生。

即使是一般的健康人群，也需要養成勤飲水的好習慣，並適量攝取果汁、各種湯品，增加水分的攝入。

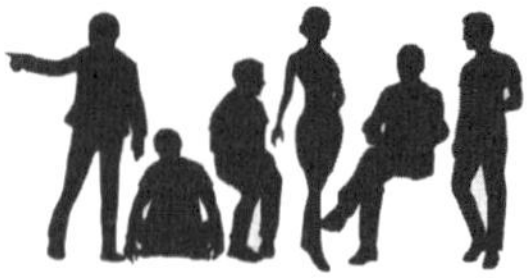

每天四個最佳喝水時段——

一、晨起一杯水：通便、潤腸。

早晨起床後喝一杯水，可起到通便、潤腸的作用。

二、午睡之後一杯水：防止犯睏、降血脂。

午睡後，身體消耗了午餐攝入的高能量，易倦怠。在13：00～15：00之間喝一杯水（最好是綠茶），可起到防止犯睏、降血脂的作用。

三、晚飯前一杯水：排腎毒、防結石。

晚飯前喝一杯水，可以沖刷人體的生理馬桶——膀胱。可排腎毒，預防膽結石、腎結石等疾病。

四、睡覺前一杯水：降低心臟病危險。

晚上睡覺前喝一杯水可以養陰，防血稠，減少心臟病突發的危險。

二、唱歌

早上洗漱完畢，不妨唱唱歌（哼幾句也OK）。研究證實：唱歌是呼吸肌在特定條件下的一種運動，好處不亞於跑步、游泳等。經常唱歌，人的血液成分會發生變化，有助於提高人體免疫力。許多職業歌手的壽命比普通人長10餘年。

經常唱歌，要消耗一定熱量。歌唱時長短呼吸，使機體代謝增加，促進身體的新陳代謝，改善心腦血管的功能，降低了高血壓、心臟病、糖尿病的發生的可能。

唱歌其實也是一種腦力勞動，要從腦海中數以億計的信息中搜索、恢復並重現歌曲相關的內容，腦筋真的要高速運轉一番。也就是說，唱歌有健腦、提高記憶力的功效。

站著唱歌最好：唱歌時，能站不要坐，雙腿要分開與肩同寬，身體保持平衡，並記得使用「腹式呼吸法」，使用腹部的肌肉得到充分利用，促進新陳代謝，能改善便祕及皮膚狀況。

三、大笑

您知道嗎？大笑竟然也是一種長壽藥。美國韋恩州立大學研究發現，愛笑的人平均年齡是79.9歲，比美國人均壽命多兩歲，而不愛笑的人平均壽命只有72.9歲。

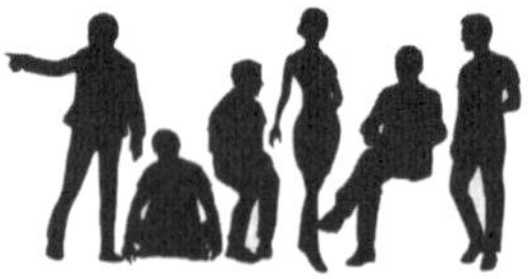

笑能增加血液和唾液中的抗體及免疫細胞的數目，還能讓副交感神經興奮，降低腎上腺素水平，緩解疲勞。笑能增加心臟血流量，促進血液循環，減少心臟病的發作。

微笑能降低皮質醇等壓力激素的水平，不僅能降血壓，還能減輕其對大腦海馬區（主管記憶）神經元的損傷，增強記憶力。還可以增強免疫系統的功能，減少壓力激素的釋放，從而起到抵禦癌症的作用。

由衷發笑：享年101歲高齡的張學良，就有晨起大笑的養生妙招。他說，笑是為了長壽，早晨起床第一件事，就是要讓自己快樂。想快樂，就要把心胸放寬，不要想煩惱的事。心胸放寬，首先要放鬆，整個心落下來了，身體才會鬆弛，不再壓抑、緊張，才會由衷地發出笑聲。

四、咀嚼

沒想到吧，還有一種長壽藥竟然是咀嚼，準確地說，是一口飯要嚼30次，吃飯的時候提醒自己細嚼慢嚥就行了。

有調查證明，吃飯老是囫圇吞棗的人，患胃癌的幾率比較高。而多咀嚼可以減少食物對消化道的負擔，降低患胃腸道癌症風險。此外，美國喬治亞大學實驗發現，唾液有很強的「滅毒」作用，能讓導致肝癌的罪魁禍首黃麴黴素的毒性，在30秒內幾乎完全消失。因此，按照一秒鐘咀嚼一次來計算，一口飯最好嚼30次。

五、曬太陽

太陽是萬物之源，生命的繁衍生息都離不開它。經過一個嚴冬後迎來春暖花開的春季，人們可以趁著太陽還沒有夏季那麼毒時，多曬曬太陽。

曬太陽能補充身體所需的維生素D，研究顯示，體內維生素D水平較高者比維生素D較低者的機體平均年輕5歲左右，由此可見，曬太陽可以起到延緩衰老的功效。多曬太陽，還可以減少患癌的機率。

曬太陽可以啟動人體蘊藏的大量免疫細胞，達到疏通經絡、流暢氣血、調和臟腑、祛寒止痛的目的，對於頸肩、脊柱等部位的骨質疏鬆症，有很好的預防和治療作用。

每天曬30分鐘：曬太陽背光而坐最好，因為背部有一條不可忽視的經絡——督脈。督脈有「陽脈之海」之稱，總督一身之陽氣。把背曬熱、曬舒服了，人體的陽氣也就充足了。

一般曬太陽的時間最好選在上午10～11點之間，或者下午16～17點之間，此時陽光比較充足，光線也比較柔和。曬太陽的效果最好。中老年人曬30分鐘左右即可，千萬別隔著玻璃曬太陽，那樣很難達到應有的效果。

六、不生氣

美國亞特蘭大疾病控制中心研究發現，90%的疾病都和情緒有關。

這在現代醫學科學中也得到驗證。心理和生理本是同根而生的孿生兄弟，生氣不僅會帶來強烈的生理變化，而且其產生的激素比任何情緒都複雜，且具有毒性。生氣後心臟血流增加一倍、肝臟比平時大了一圈、免疫系統罷工6小時、肺泡不斷擴張、腸胃功能紊亂、乳房出現腫塊、皮膚會長色斑……危害是極其大的。

老人壓抑自己的情緒而導致抑鬱、引發多種疾病。而如果長期處於壓抑的狀態下，還會出現免疫系統失調、植物神經紊亂、內分泌失調等，為很多疾病埋下隱患。所以，老人家要生氣OK，但發完脾氣，就不要留氣了！

七、走路

走路被世界衛生組織認定為「世界上最好的運動」，不少國家的心臟協會和專家都鼎力推薦，目前已成為全球最流行的保健運動。

世界衛生組織曾指出，走路是世界最佳運動之一，既簡單易行，強身效果又好，不論男女老少，什麼時候開始這項運動都不晚。

研究顯示，每天步行超過30分鐘的人，不管體內脂肪含量有多高，他們的長壽機率都比其他人高4倍。

對大多數人來說，走路是預防心臟病最簡單和最方便的方法。

「走路能讓骨骼更合理地支撐身體重量，從而減少骨骼內礦物質的流失，預防、改善骨質疏鬆。」

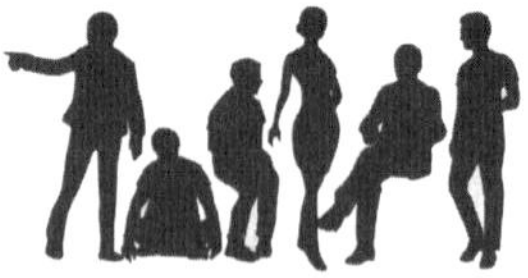

八、泡腳

中醫師說：「足浴睡前最適合，足浴能促進血液循環，增加新陳代謝，還能平衡內分泌……」春天泡腳，升陽固脫；夏天泡腳，除濕去暑；秋天泡腳，肺腑潤育；冬天泡腳，藏精溫腎。

泡腳男女老少都適宜，中老年人泡腳能防治各種血管疾病、糖尿病、調整血脂、血壓等，男人泡腳補腎，女人泡腳美容養顏、抗衰老，小兒泡腳促進新陳代謝。風濕病、脾胃病、失眠、頭痛、感冒等全身性疾病，截癱、腦外傷、中風、腰椎間盤突出症、腎病、糖尿病等，病後的康復治療都在泡腳的治療範圍之內。

晚九點泡腳：晚上9點泡腳效果最好，在此時泡腳，能讓腎臟得到最大程度的放鬆，最好用木盆或可以選擇市面上有很多泡腳機或足浴機的產品，水溫40°C左右是最好。

泡腳水最好蓋過腳踝，如果在泡腳同時能不斷用手按摩湧泉穴及按壓大腳趾後方偏外側足背的太沖穴，還有助於降低血壓。

九、梳頭

頭部穴位較多，通過梳理，可起到按摩、刺激作用，能平肝、熄風、開竅守神、止痛明目等。早晚用雙手指梳到頭皮發紅、發熱，可疏通頭部血流，提高大腦思維和記憶能力，促進發根營養，減少脫髮，消除大腦疲勞。

全頭梳：專家建議梳頭時要全頭梳，不論梳中間還是兩側，都應該從額頭的髮際起一直梳到頸後的髮根處。每個部位起碼應梳50次以上方有功效，梳理次數的上限以自己感覺舒服為準。

梳頭時間以晨起和睡前最佳，梳子則以牛角梳、玉梳、木梳為好。

十、睡覺

睡眠為第一大補，最簡單、有效的養生方法就是睡覺。良好的睡眠能消除全身疲勞，使腦神經、內分泌、物質代謝、心血管活動、消化功能、呼吸功能等能得到休整，促使身體組織生長發育和自我修補，增強免疫功能，提高對疾病的抵抗力，這對養生至關重要。

早睡早起：專家建議在每晚亥時（9點～11點）休息。中醫認為陰氣盛則寐（入眠），陽氣盛則寤（醒來）。而子時是陽氣最弱、陰氣最盛之時，此時睡覺，最能養陰，睡眠質量也最佳。「睡如弓」能夠減少地心對人體的作用力，讓人感覺輕鬆舒適。由於人體的心臟多在身體左側，向右側臥可以減輕心臟承受的壓力。

早晨最好6點起床，有助於生發陽氣。如果前一晚睡晚了，最好也在7點前起。中午也要小憩1小時左右。

原來世上竟有十種最好的「長壽藥」，可以幫助我們健康少病痛，長壽過百年，最重要的是，它們還都是免費的！知道三種以上，都賺大了。這麼好的事兒，一定要告訴親朋好友。

〈全書終〉

國家圖書館出版品預行編目資料

活不過90，那是你的錯！／曾德方 編著　初版，
新北市，新潮社文化事業有限公司，2025.09
面；公分 --
ISBN 978-986-316-952-9（平裝）
1. CST：長生法　2. CST：健康法

411.18　114008771

活不過 90，那是你的錯！

曾德方　編著

【企　劃】新視野 New Vision
【出　版】新潮社文化事業有限公司
【製作人】林郁
電話：(02) 8666-5711
傳真：(02) 8666-5833
E-mail：service@xcsbook.com.tw

【總經銷】聯合發行股份有限公司
新北市新店區寶橋路 235 巷 6 弄 6 號 2F
電話：(02) 2917-8022
傳真：(02) 2915-6275

印前作業　菩薩蠻電腦科技有限公司
東豪印刷事業有限公司
福霖印刷企業有限公司

初　　版　2025 年 09 月